Beth MacEoin

Homöopathie für Babys und Kinder

HERDER / SPEKTRUM

Band 4527

Das Buch

Kleine Kinder brauchen sanfte Mittel. Was hilft bei welcher Krankheit und für welches Kind? Welche Mittel gehören in die Hausapotheke? Wann sollte man zum Arzt? Dieser Ratgeber der erfahrenen Homöopathin ermöglicht einen leichten und schnellen Zugriff auf das richtige Heilmittel. Von Zahnen bis zu Windpocken und Insektenstichen – ein praktisches und kompetentes Hausbuch für Eltern.
Die Autorin erklärt auch, was die Homöopathie von der Schulmedizin unterscheidet und welche Vorteile die Anwendung homöopathischer Heilmittel bei Kindern hat. Eltern finden in diesem Buch nicht nur ein kompaktes, übersichtliches Nachschlagewerk, sondern auch eine klare Benennung der Symptome, die professionelle Hilfe erforderlich machen. Ein Register der Krankheiten, ein Abkürzungsverzeichnis der Arzneien sowie ein Adressenverzeichnis komplettieren diesen grundlegenden Leitfaden zur erfolgreichen homöopathischen Behandlung von Kindern.

Die Autorin

Beth MacEoin ist Homöopathin in eigener Praxis in Nordengland und Autorin mehrerer Bücher zu den Themen Homöopathie und Naturheilkunde.

Beth MacEoin

Homöopathie für Babys und Kinder

Sanft und wirksam heilen – der Leitfaden für Eltern

Aus dem Englischen von Judith Mayer

Herder
Freiburg · Basel · Wien

Titel der englischen Originalausgabe:
Homoeopathy for Babies & Children
A Parents' Guide
Hodder & Stoughton, London

Gedruckt auf umweltfreundlichem,
chlorfrei gebleichtem Papier

Herstellung: Freiburger Graphische Betriebe 1997
Umschlaggestaltung: Joseph Pölzelbauer
ISBN 3-451-04527-3

Dieses Buch
ist dem Andenken von Sammy
gewidmet

Inhalt

Vorwort

In der Öffentlichkeit sowie von staatlicher und medizinischer Seite läßt sich ein zunehmendes Interesse an alternativen Heilmethoden feststellen, die die Schulmedizin ergänzen. Was sind die Gründe dafür?

Zunächst einmal sind sich die Verbraucher in steigendem Maße dessen bewußt, daß schulmedizinische Behandlungsformen auch *krankheitsverursachend* wirken können. Die meisten Medikamente haben Nebenwirkungen, und einige von ihnen können abhängig machen. Viele Menschen empfinden es darüber hinaus als nachteilig, daß die Schulmedizin sie gewissermaßen unselbständig macht: Meist hat der Patient keinen Einfluß auf die Entscheidung darüber, welche Behandlungsweise ihm verordnet wird. Einzelne Teile seines Körpers werden isoliert voneinander betrachtet, als sei er eine Maschine und nicht vielmehr ein Ganzes. Viele Menschen schätzen an alternativen, ganzheitlichen Behandlungsformen, daß die Verantwortung für ihre eigene Gesundheit und die ihrer Familie wieder in ihre eigenen Hände gelegt wird.

Was das Interesse von staatlicher und medizinischer Seite betrifft, so spielt hier wohl die Kostenfrage eine wichtige Rolle: Die Kosten moderner Medizin sind alarmierend hoch, was vor allem auf die Ausrüstung mit teuren Geräten und moderner Technologie zurückzuführen ist. Es scheint, daß das Gesundheitssystem ein ständig steigendes Bedürfnis nach medizinischer Behandlung erzeugt, und die Zahl behandlungsbedürftiger Erkrankungen, die auf die Einnahme von Medikamenten zurückzuführen sind, steigt. Die modernen, technologisch hochentwickelten Behandlungsmethoden scheinen darüber hinaus den Kontakt zwischen den Patienten und denjenigen, die sie pflegen, einzuschränken, während ganzheitliche Behandlungsformen diesen Kontakt umgekehrt fördern.

Homöopathie ist von allen Formen alternativer Medizin diejenige, die am breitesten eingesetzt wird und am besten verfügbar ist. Sie bietet hervorragende Möglichkeiten für die primäre Gesundheitsvorsorge. Viele homöopathische Arzneien eignen sich für den Hausgebrauch zur Behandlung leichter, akuter Erkrankungen. Von professioneller Seite verordnet, können sie auch zur Behandlung chronischer Erkrankungen verwendet werden – und vielfach wären sie wohl nützlicher als die schulmedizinischen Formen der Langzeitbehandlung (bei homöopathischen Arzneien ist das Risiko von Nebenwirkungen extrem niedrig, und man kann keinesfalls von ihnen abhängig werden).

Aus diesen Gründen greifen viele Eltern zu homöopathischen Heilmethoden, wenn ihre Kinder krank werden. Dies geschieht weniger aus einer strikten Zurückweisung schulmedizischer Behandlungsformen heraus als aus der Erkenntnis, daß die Schulmedizin und ihre oftmals lebensrettende Technologie im Gesundheitssystem einen wichtigen Platz einnehmen, insofern sie als letzte Zuflucht dienen können, wenn andere, sanftere Heilmethoden nicht mehr helfen können.

Es ist ermutigend, daß eine immer größere Zahl von natürlichen Arzneien frei zu erwerben ist, und ein gutes Selbsthilfe-Buch wie „Homöopathie für Babys und Kinder" ist deshalb besonders wertvoll, wenn nicht unerläßlich. Zur Vorsicht sei eines jedoch an dieser Stelle ausdrücklich vermerkt: Homöopathische Arzneien können eigenverantwortlich eingenommen werden – um zu entscheiden, welches Mittel in welcher Dosierung angemessen ist, ist jedoch eine gewisse Übung unerläßlich, um die Ganzheitlichkeit der Behandlung zu gewährleisten. Die Erfahrung und Ausbildung, die ein professioneller Homöopath mitbringt, sollten also nicht außer acht gelassen werden.

Als Beth MacEoin mich fragte, ob ich nicht Lust hätte, das Vorwort zu „Homöopathie für Babys und Kinder" zu schreiben, stellten wir uns die Frage, wer denn hauptsächlich die Leser dieses Buches sein würden. Die Antwort lautete: Eltern, und zwar Eltern von Babys und kleinen Kindern. Also gab ich einigen Eltern das Manuskript des Buches und bat sie, mir zu sagen, was sie davon hielten. Einige von ihnen besaßen gewisse Grundkenntnisse in Homöopathie, andere kaum oder gar nicht.

Alle Eltern bestätigten den Eindruck, den ich bereits selbst gewonnen hatte: Sie fanden, daß das Buch eine gut geschriebene, kompakte Erklärung der Homöopathie liefert, mit übersichtlichen Tabellen und sinnvollen, klaren Warnungen und Vorsichtsmaßnahmen. Dem Leser wird gezeigt, wie man ein „Arzneiprofil" erstellt, wie die Arzneien dosiert werden sollten und welche Wirkungen nach der Einnahme zu erwarten sind.

Eine der „Test"-Mütter, die bereits mit „Kent's Repertorium" und einer Reihe von homöopathischen Selbsthilfe-Büchern vertraut war, erzählte, daß es bisher immer eine Ewigkeit dauerte, bis daß sie das richtige Mittel gefunden hatte, wenn eines ihrer Kinder krank wurde oder einen Unfall hatte. Mit Hilfe der Tabellen in Beth MacEoins Buch ist es wesentlich einfacher und schneller möglich, das richtige Mittel zu finden, und gleichzeitig verdeutlichen sie, daß man nur die Symptome des Kindes suchen muß („repertorisieren"), die von seinem normalen Zustand abweichen. Die besagte Mutter erzählte mir, daß sie darauf in keinem der anderen Bücher jemals hingewiesen worden war.

Alles in allem zeigte die erste Reaktion der Eltern in diesem Vorab-Test, daß das Buch in der Weise funktionierte, wie die Autorin es sich erhofft hatte. „Homöopathie für Babys und Kinder" zielt nicht darauf ab, aus dem Leser einen erfahrenen, geübten Homöopathen zu machen, sondern es versucht erfolgreich, Eltern die Prinzipien homöopathischer Behandlung zu erklären, damit sie, wo möglich, selbstverantwortlich homöopathische Arzneien anwenden können. Darüber hinaus gibt Beth MacEoin jedoch auch klare Hinweise dazu, wann es angebracht ist, professionelle Hilfe heranzuziehen.

So liefert dieses Buch eine informative Anleitung zur Selbsthilfe, mit dem zusätzlichen Vorteil, daß es sich sehr angenehm liest.

Sato Liu
Gesellschaft für Naturheilkunde

Dank

Es gibt einige Menschen, die mir beim Schreiben dieses Buches sehr geholfen haben. Ihnen möchte ich an dieser Stelle danken. Wie immer war meine Agentin Teresa Chris eine unerschöpfliche Quelle der Ermutigung und durchgängigen moralischen Unterstützung. Sehr zu Dank verpflichtet bin ich auch den Mitarbeitern des Lektorates bei Headway für ihren Rat und ihre Geduld. Außerdem möchte ich den Homöopathen danken, die mich während des Schreibens mit Vorschlägen und konstruktiven Ideen zur Verbesserung des Textes unterstützt haben: Steven Gordon, April Jackson und Mirando Castro. Auch Sato Liu bin ich Dank schuldig für ihre außergewöhnliche Energie, ihren Humor und gesunden Menschenverstand, wann immer sie das Manuskript mit der Bitte um Stellungnahme zu sehen bekam.

Wie immer gilt mein tiefster Dank meinem Ehemann Denis. Bei der Entstehung dieses Buches war er mir ein ganz besonders geduldiger, gutgelaunter und liebenswerter Begleiter. Ich bin ganz sicher, daß es ohne seine Hilfe und Unterstützung niemals das Licht der Welt erblickt hätte. Zum Schluß möchte ich noch meiner Mutter Nancy dafür danken, daß ihre Erziehung mir das Wichtigste gegeben hat, was Eltern brauchen: einen unerschütterlichen Sinn für Humor.

Beth MacEoin

Einführung

Die positiven Aspekte einer homöopathischen Behandlung von Kindern

Die Homöopathie bietet für die Behandlung von Kindern die besten Voraussetzungen: Sie ist nicht nur eine der effektivsten Formen ganzheitlicher Medizin, sondern sie kann, kompetent angewendet, kranke Kinder schnell, wirksam und frei von beunruhigenden Komplikationen wieder auf die Beine bringen und das mit einem minimalen Risiko von Nebenwirkungen.

Kinder erholen sich von Krankheiten meist beeindrukkend schnell. Dementsprechend ist ihre Reaktion auf homöopathische Arzneien besonders klar, so daß die Chancen für eine erfolgreiche Behandlung sehr gut sind. Bei Kleinkindern treten Krankheitssymptome darüber hinaus viel klarer und eindeutiger auf als bei Erwachsenen – teilweise, weil sie noch nicht an soziale Konventionen gebunden sind, aber auch, weil bei ihnen die Symptome normalerweise noch nicht durch die wiederholte Einnahme konventioneller Medikamente verfälscht oder unterdrückt werden.

Viele Menschen überrascht es, daß das Alter eines Kindes kein Hindernis für eine homöopathische Behandlung darstellt: Babys, die erst wenige Wochen alt sind, können ebenso gut homöopathisch behandelt werden wie ältere Kinder. Die meisten Homöopathen sind der Ansicht, daß es generell nur sehr wenige Dinge gibt, die einer homöopathischen Behandlung entgegenstehen. Es ist vielmehr so, daß manche Menschen auf ein homöopathisches Heilmittel stärker reagieren als andere. Die Behandlung einer Krankheit mit konventionellen Medikamenten über längere Zeit hinweg kann dazu führen, daß die positive Reaktion auf homöopathische Mittel verzögert auftritt und daß es schwierig ist, ihren weiteren Verlauf zu fördern. Daraus ergibt sich, daß ein kleines Kind, das erst seit kurzer Zeit krank und ansonsten bei guter Gesundheit ist, in den meisten Fällen einfacher zu behandeln ist.

Homöopathische Arzneien werden in sehr spezifischer Weise eingesetzt, was gerade bei der Behandlung von Kindern besonders wichtig ist: Sie können so auch gezielt zur Behandlung von Kinderkrankheiten wie Windpocken, Keuchhusten und Masern eingesetzt werden. Weil diese Krankheiten ihrer Natur nach eher durch Viren als durch Bakterien verursacht werden, kann die konventionelle Medizin nicht viel mehr tun als auf schmerzstillende Mittel und Lotionen zurückzugreifen, die die Haut beruhigen. Homöopathische Arzneien sollen die Selbstheilungskräfte des Körpers in Gang bringen und unterstützen. Es ist darum irrelevant, ob eine Krankheit durch Viren oder durch Bakterien verursacht wird. Sobald das angemessene homöopathische Mittel zum Einsatz kommt, findet der Körper allein den richtigen Weg, die Infektion wirksam zu bewältigen, ohne daß nennenswerte Komplikationen auftreten, ganz gleich, welcher Art der Krankheitserreger ist.

Die Homöopathie erfreut sich besonderer Beliebtheit bei Eltern, die das Risiko potentieller Nebenwirkungen beunruhigt, das die Einnahme konventioneller Medikamente wie z. B. Antibiotika bei kleinen Kindern mit sich bringt. Chronische Krankheitszustände (über längere Zeit immer wieder von neuem auftretende Erkrankungen, z. B. häufige Ohren- oder Halsentzündungen) können mit Hilfe homöopathischer Arzneien dergestalt behandelt werden, daß die

Widerstandskraft und die Gesamtverfassung des Kindes langfristig gestärkt werden. Wo eine solche Behandlung erfolgreich ist, bemerken Eltern häufig, daß das Kind Infektionen schneller und entschiedener bewältigt und seltener krank wird. Am wichtigsten ist jedoch, daß Kinder, bei denen eine homöopathische Behandlung auf dieser grundlegenden Ebene Erfolg zeigt, allgemein vitaler und bei besserem Befinden sind.

Der Einsatz homöopathischer Mittel ist darüber hinaus besonders geeignet, einem Kind über akute (d. h. zeitlich begrenzte) Erkrankungen hinwegzuhelfen, wie sie in diesem Buch aufgeführt sind. Schmerzen und Unwohlsein, die mit Halsentzündungen, Erbrechen, Ohrenschmerzen und dem Zahnen einhergehen, können schnell und ohne viel Aufhebens gelindert werden, sobald das jeweils am besten passende homöopathische Mittel ausgewählt und angewendet wird. Ein weiterer Pluspunkt ist, daß es meist völlig unproblematisch ist, Kindern homöopathische Arzneien zu verabreichen, weil sie den Geschmack der Laktose (Milchzucker-)Basis der Mittel normalerweise sehr gern mögen. Wenn Sie Anfänger sind, so sind etwas Zeit, Übung und ein gewisses Maß an Vertrauen erforderlich, bis Sie die Arzneien prompt und effektiv zur Behandlung Ihrer Kinder einsetzen können. Sie werden jedoch sehen, daß dieses Buch Ihnen alle Informationen gibt, die Sie für den Start benötigen.

Die in diesem Buch gegebenen Informationen sind Ratschläge. Sie sollten nicht als Ersatz für professionelle Hilfe angesehen werden. Sollten Sie Zweifel haben, so konsultieren Sie Ihren Hausarzt oder Homöopathen. Verlag und Autorin übernehmen für die Folgen einer Selbstbehandlung keine Verantwortung.

Kapitel 1
Die Grundlagen der Homöopathie

Was ist Homöopathie?

Homöopathie ist eine Form der Medizin, die seit fast 200 Jahren existiert. Sie wird weltweit von Schulmedizinern und Homöopathen gleichermaßen angewendet. Fachmännisch eingesetzt, ist die Homöopathie eine sanfte, gründliche, ausgewogene und wirksame Methode, um einen kranken Menschen wieder zu guter Gesundheit zurückzuführen.

Das Konzept der Ähnlichkeit

Das Wort „Homöopathie" stammt aus dem Griechischen und bedeutet soviel wie „ähnlich leiden". Mit anderen Worten: Eine Substanz, die, in einer bestimmten Dosis verabreicht, bei einem gesunden Menschen einen Krankheitszustand verursacht, kann bei einem kranken Menschen therapeutisch genutzt werden, vorausgesetzt, seine Krankheitssymptome ähneln denjenigen, die durch die Substanz ausgelöst werden. Die Idee, sich das Konzept der Ähnlichkeit auf diese Weise zunutze zu machen, existiert bereits seit der Zeit des antiken griechischen Arztes Hippokrates. Es war jedoch Samuel Hahnemann, ein Arzt des 18. Jahrhunderts und der Begründer der Homöopathie in ihrer modernen Form, der diese Grundidee weiterentwickelte und daraus ein zusammenhängendes medizinisches System mit der dazugehörigen philosophischen Basis entwickelte. Er entwarf damit eine Theorie von Krankheit und Gesundheit, die den zeitgenössischen Auffassungen in keiner Weise entsprach und ihren Kerngedanken geradezu entgegengesetzt war. Auch gegenwärtig noch steht die Homöopathie im Widerspruch zu bestimmten Konzepten der orthodoxen Medizin.

Anstatt ein Medikament zu verschreiben, das die Symptome der Krankheit kontrollierbar macht, indem es sie bekämpft, trat Hahnemann für den Gebrauch von Arzneien ein, die dadurch wirkten, daß sie die Selbstheilungskräfte des Körpers anregten und unterstützten. Krankheit wurde von Hahnemann als ein mißlingender Versuch des Körpers angesehen, auf äußere oder innere Belastungen zu reagieren, wie z. B. Bakterien, Viren oder giftige Substanzen. Indem er sich der Krankheit von dieser Seite annäherte, entwickelte Hahnemann eine Theorie der Heilung, die stärker darauf konzentriert war, den Körper dazu anzuregen, effektiver zu arbeiten, als ihn durch gewaltsame Maßnahmen wie Aderlässe oder Abführmittel (wie sie in der Medizin zu Hahnemanns Zeit üblich waren) zusätzlich zu schwächen.

Die Prüfung der Arzneien

Um herauszufinden, welche Wirkungen eine medizinische Substanz auf das gesunde Individuum hat, entwickelte Hahnemann eine Serie von kontrollierten Experimenten, die er an sich selbst und an anderen Freiwilligen durchführte. Diese Experimente wurden „Arzneiprüfung" genannt, und sie bestanden darin, daß man wiederholt kleine Dosen einer Substanz einnahm und die Auswirkungen in detaillierter Form festhielt. Die Personen, an denen die Experimente ausgeführt wurden, mußten bei guter Gesundheit sein und bereit, jede Veränderung ihres körperlichen oder seelischen Befindens genau zu beobachten und aufzuschreiben, und zwar so lange, wie diese Veränderung andauerte. Viele hundert der homöopathischen Arzneien, die heute eingesetzt werden, sind in genau dieser Weise geprüft worden, und neue Arzneien werden ebenfalls dieser Prüfung unterzogen. Die zu jeder „geprüften" Arznei gesammelte Information wird dazu verwendet, Profile oder Bilder der Wirkung der Substanz zu erstellen. Diese Arzneiprofile werden herangezogen, um das richtige Arzneimittel für einen Patienten auszuwählen.

Die einmalige Dosis

Unter normalen Umständen wird jeweils eine einzelne Arznei in einer einmaligen Dosis verabreicht, weil die Prüfung der Arzneien ebenfalls darauf beruht, daß nur eine Substanz eingenommen wird, nicht eine Kombination von mehreren Mitteln. Die Reaktion des Patienten auf die Substanz wird notiert, und der behandelnde Arzt oder Homöopath entscheidet daraufhin, ob noch abgewartet werden soll, ob eine neue Gabe des Mittels erfolgen soll – evtl. in einer höheren oder niedrigeren Potenz, – oder ob ein anderes Mittel eingesetzt werden soll.

Einer der Hauptgründe für das Einsetzen einer einzelnen Substanz ist die Tatsache, daß es sehr schwierig zu beurteilen ist, wie effektiv eine Substanz ist, wenn nicht allzu lange nach ihrer Einnahme eine andere Substanz oder gar eine Mischung aus mehreren Substanzen eingenommen wird. Weil traditionell eher einzelne Substanzen als Kombinationen von mehreren Wirkstoffen geprüft werden, gibt es keine Informationen über die Wirkungen von derartigen Mischungen. Dementsprechend sind die Wechselwirkungen zwischen den verschiedenen Komponenten einer Mixtur nicht exakt abzuschätzen.

Die minimale Dosis

Hahnemann entwickelte nicht nur die Idee, eine Krankheit mit Substanzen zu behandeln, die ähnliche Symptome auslösen, sondern er vertrat darüber hinaus auch die Auffassung, daß die Arznei in der kleinstmöglichen Dosierung verabreicht werden sollte, die ausreichend ist, um eine Wirkung hervorzurufen, die frei von Nebenwirkungen ist. Daß er diese Grundannahme so energisch verfocht, ist wohl darauf zurückzuführen, daß er in der Zeit, in der er mit den Methoden der orthodoxen Medizin gearbeitet hatte, vielfach Zeuge der erschreckenden Nebenwirkungen geworden war, die Medikamente hervorrufen können. Diese Erfahrung brachte ihn dazu, mit immer kleineren Dosen von Arzneien zu experimentieren, bis er schließlich seine Heilmittel so weit verdünnt hatte, daß sie mit den Medikamenten der orthodoxen Medizin nichts mehr gemeinsam hatten. Hahnemann entdeckte, daß auch im Falle einer Verdünnung, bei der keine Bestandteile des Wirkstoffes mehr nachgewiesen werden können, eine stimulierende Wirkung auf die Selbstheilungskräfte des Körpers eintrat. Voraussetzung dafür war, daß die Arzneilösung zusätzlich in jedem neuen Stadium der Verdünnung einem Prozeß der „Verschüttelung" unterzogen wurde.

Hahnemann fand heraus, daß, sofern die Ähnlichkeit zwischen dem Wirkstoff und den Symptomen des Patienten hergestellt worden war, die am stärksten verdünnten Arzneien, die am wenigsten von dem ursprünglichen Wirkstoff enthielten, den stärksten Effekt auf das Befinden des Patienten hatten – immer vorausgesetzt, daß die Arznei ausreichend verschüttelt worden war.

Damit eine Substanz als homöopathisch wirksam angesehen werden kann, müssen also drei Voraussetzungen gegeben sein:

- Die Substanz muß einer Serie von Verdünnungen unterzogen worden sein,
- sie muß verschüttelt worden sein,
- die Symptome des Patienten und die Informationen über die Wirkungsweise der verwendeten Arznei auf den menschlichen Organismus müssen einander so weit wie möglich entsprechen.

Die Homöopathie behandelt Menschen, nicht Krankheiten

Das Konzept, jeden Patienten als ein Individuum zu behandeln, das auf Krankheit in ganz individueller Weise reagiert, ist in der Homöopathie von zentraler Bedeutung. Jede Veränderung des körperlichen, emotionalen und geistigen Befindens seit Beginn der Krankheit verdient Aufmerksamkeit: Die Auswertung dieser Information wird dem Arzt oder Homöopathen ermöglichen, die am besten passende homöopathische Arznei auszuwählen.

Auch wenn bestimmten Gruppen von Symptomen gewisse Grundformen der Diagnose zugeordnet werden können, wird man kaum jemals zwei Erwachsene oder Kinder antreffen, bei denen eine Krankheit in exakt derselben Weise verläuft. Mit anderen Worten: Auch wenn sie grundsätzlich dieselbe Krankheit haben, kann ihr individuelles Befinden in sehr unterschiedlicher Weise von bestimmten Faktoren beeinflußt sein. Nehmen wir ein einfaches Beispiel: Zwei Kinder leiden unter Grippe. Beide werden im Normalfall allgemeine Symptome wie Fieber, Schmerzen, Antriebslosigkeit, Halsschmerzen, eine verstopfte Nase und Husten aufweisen. Dies allein wird dem Homöopathen jedoch noch nichts nützen, um die richtige Arznei auszuwählen, weil darin nichts über die individuelle Art und Weise ausgesagt ist, in der jedes der beiden Kinder von der Krankheit betroffen ist.

Um dies herauszufinden, ist es erforderlich, zu den charakteristischen Symptomen jedes Kindes vorzudringen, um so ein klareres Bild des Krankheitszustandes zu erhalten. Bei genauerem Hinsehen stellt sich vielleicht heraus, daß das eine Kind sich im Verlauf weniger Stunden sehr krank gefühlt hat und daß seine Körpertemperatur sehr schnell anstieg. Seit Beginn der Krankheit möchte es allein in einem dunklen Zimmer sein, um die Kopfschmerzen, die mit dem Fieber einhergehen, besser ertragen zu können. Jede Art von wohlgemeinter Zuwendung von seiten der Verwandten und Freunde würde das Befinden dieses Kindes nur noch verschlimmern. Obwohl es sich sehr benommen fühlt, kann es wegen der Kopf- und Halsschmerzen nicht einschlafen. Jeder Versuch zu trinken verschlimmert das Halsweh, und obwohl sein Mund sich sehr trocken anfühlt, hat es keinen Durst. Seine Haut ist trocken und weist eine helle Rötung auf; die Hitze, die von dem Kind ausgeht, kann von jedem verspürt werden, der sich in seiner Nähe befindet.

Bei dem anderen Kind hat die Krankheit mit Halsschmerzen angefangen, die sich im Laufe des Tages verschlimmerten. Im Laufe der Nacht verstärkten sich die Symptome, und das Kind wurde ungewöhnlich ängstlich, unruhig und mürrisch. Sobald man es allein läßt, werden die Angst und die Beschwerden stärker. Obwohl das Kind über ein Brennen im Hals klagt, empfindet es das regelmäßige schluckweise Trinken von warmem Wasser als sehr angenehm. Das Kind fröstelt stark und möchte beständig warmgehalten werden. Obwohl es während der ganzen Nacht Fieber hat, wirkt es eher blaß und erschöpft als erregt.

Das Beispiel macht deutlich, wie jedes Kind eine ganz individuelle Ausprägung der Symptome entwickelt. Es würde wenig nutzen, beiden Kindern dasselbe homöopathische Mittel zu verabreichen, weil ihre spezifische Symptomlage sehr unterschiedlich ist (obwohl sie grundsätzlich an ein und derselben Gruppe von Symptomen leiden). Solange nicht eine möglichst weitgehende Übereinstimmung zwischen den Symptomen eines erkrankten Menschen und dem homöopathischen Heilmittel hergestellt wird, wird kein Mittel auch nur im geringsten die Selbstheilungskräfte des Körpers anregen. In unserem Beispiel würde das erste Kind Belladonna erhalten und das zweite Arsenicum album: Es ist das kranke Kind, dem ein Mittel verschrieben wird, nicht irgendeine abstrakte Vorstellung davon, was „Grippe" ist.

Homöopathie und konventionelle Heilmethoden

Damit die gravierenden Unterschiede zwischen der Homöopathie und der Schulmedizin in bezug darauf, wie Krankheit und Gesundheit betrachtet werden, verständlich werden, ist ein genauerer Blick auf den Kontext erforderlich, in dem Samuel Hahnemann seine Ideen entwickelte.

Die Anfänge der Homöopathie

Samuel Hahnemann wurde 1755 in Meißen geboren. Im Jahre 1779 schloß er sein Medizinstudium mit dem Doktorexamen ab. Je mehr er mit den medizinischen Verfahrensweisen seiner Zeit vertraut wurde – etwa dem Ansetzen von Blutegeln, dem Schröpfen, dem „Reinigen" des Körpers durch die Gabe von Abführmitteln in großen Mengen und dem Gebrauch hochgiftiger Substanzen, wie z. B. Quecksilber zur Behandlung von Geschlechtskrankheiten –, desto stärker wurde seine Überzeugung, daß die Schulmedizin mehr Schaden anrichtete als sie nützte.

Aus diesem Grund beendete Hahnemann im Jahre 1796

seine Tätigkeit als Arzt und begann damit, fremdsprachliche medizinische Texte zu übersetzen. Darüber hinaus begann er mit Hilfe eigener Experimente zu erforschen, wie man Patienten in einer sanfteren, weniger barbarischen Weise behandeln könnte.

Bei der Übersetzung von Cullens „Materia Medica" war er von der Erklärung, die Cullen für die Wirksamkeit der Chinarinde bei der Behandlung von Malariasymptomen anführte, fasziniert und gefesselt. Cullens Erklärung, daß es die adstringierenden Eigenschaften der Chinarinde seien, die aus ihr eine medizinisch wirksame Substanz machten, stellte Hahnemann jedoch nicht zufrieden. Er entschied sich, selbst einige Experimente durchzuführen, um herauszufinden, ob es vielleicht noch eine andere Erklärung gab. Hahnemann nahm nun selbst wiederholte Dosen von Chinarinde ein und beobachtete, was passierte. Er fand heraus, daß sich bei fortgesetzter Einnahme Symptome der Malaria zu entwickeln begannen, die verschwanden, sobald er die Einnahme abbrach. Aus dieser Erkenntnis entwickelte er in langer und mühevoller Arbeit die Theorie und Praxis der Homöopathie: Die Behandlung von kranken Menschen mit Substanzen, die der Krankheit ähnlich sind, anstatt ihr entgegengesetzt zu sein. Hahnemann war fest davon überzeugt, daß die letztere Behandlungsweise lediglich dazu geeignet war, die Krankheitssymptome zu unterdrücken, indem sie für einen gewissen Zeitraum eine ihnen entgegenstehende Aktion des Körpers auslöste, anstatt seine Selbstheilungsbemühungen zu unterstützen. Bis zu seinem Tod in Paris im Jahre 1843 verbesserte er seine Ideen und ihre praktische Anwendung und entwickelte sie weiter.

Nachdem Hahnemann eine größere Anzahl von medizinisch wirksamen Substanzen nach Maßgabe des Ähnlichkeitsprinzips erforscht hatte, konzentrierte er seine Aufmerksamkeit auf die Frage, wie die Nebenwirkungen der eingesetzten Arzneien verringert werden könnten. Er begann damit, die Substanzen immer mehr zu verdünnen, um eine möglichst sanfte, humane Form der Behandlung zu gewährleisten. Dann gelangte er an einen Punkt, an dem sein Denken einen Quantensprung vollzog: Er fügte der Verdünnung die systematische „Verschüttelung" in jedem neuen Verdünnungsstadium hinzu. Er fand heraus, daß diese beiden Verfahrensweisen kombiniert werden mußten, um eine medizinische Substanz geeignet für die homöopathische Anwendung zu machen. Diese Vorgehensweise wurde schließlich „Potenzierung" genannt.

Je länger Hahnemann die Effekte dieser potenzierten medizinischen Substanzen beobachtete, desto mehr wurde ihm klar, daß seine Beobachtungen allem, was in den medizinischen Theorien seiner Zeit ausgesagt war, entgegenstanden. Aus der Reaktion seiner Patienten wurde deutlich, daß der Effekt einer Arznei immer stärker wurde, je mehr diese Arznei verdünnt und verschüttelt worden war (bis hin zu einem Punkt, an dem kein Bestandteil der ursprünglichen Substanz in der Lösung mehr nachweisbar war). Voraussetzung war stets, daß die Symptome des Patienten in ihrer Gesamtheit denjenigen der angewendeten Arznei ähnlich waren.

Homöopathie und Lebenskraft

Im Zuge der Weiterentwicklung und Verbesserung seiner Ideen schloß Hahnemann, daß es eine Art grundsätzlicher Intelligenz geben müsse, die dafür sorgt, daß der Körper harmonisch funktioniert und bei ausgewogener Gesundheit bleibt. Sobald diese grundlegende Intelligenz oder „Lebenskraft" in Kontakt mit einem schädigenden Reiz kommt, den sie nicht bewältigen kann, entwickeln sich im Individuum Symptome einer Krankheit. Diese Symptome seien ein Anzeichen dafür, daß die körpereigene Dynamik der

Selbstheilung wirkungslos ist, daß also ein Ungleichgewicht entstanden ist. Außerdem liefere die Art der Symptome die nötigen Informationen dazu, welches Heilmittel angemessen sei.

Aus dieser Perspektive erscheinen Krankheitssymptome in einem sehr viel freundlicheren Licht als aus dem Blickwinkel konventioneller Heilmethoden.

Gesundheit und Krankheit in der Schulmedizin

Die moderne Medizin geht davon aus, daß der Körper permanent den Angriffen feindlicher Erreger wie Bakterien und Viren ausgesetzt ist. Demzufolge besteht ein Großteil der pharmazeutischen Forschung darin, eine „Wunderwaffe" zu finden, die in der Lage ist, angreifende Mikroben zu bekämpfen und zu vernichten. Im Gegensatz zur Homöopathie, die die Selbstheilungskräfte, die der Körper zur Bewältigung einer Infektion einsetzt, stimuliert und unterstützt, ist die Schulmedizin darauf ausgerichtet, den jeweiligen Krankheitserreger durch Untersuchungen und Tests zu identifizieren, um ihn dann durch den Einsatz entsprechender Medikamente zu vernichten.

Schulmedizinische Medikamente werden in einer anderen Weise hergestellt und eingesetzt als homöopathische Arzneien. Diese wirken, indem sie die Selbstheilungskräfte des Körpers anregen und ihn befähigen, die Krankheit effektiv zu bekämpfen. Schulmedizinische oder „allopathische" Medikamente funktionieren jedoch in einer ganz anderen Weise: Sie sollen Krankheitssymptomen entgegenwirken, indem sie einen den Symptomen entgegengesetzten Effekt erzeugen. Bekannte Beispiele sind in diesem Zusammenhang etwa der Einsatz von Säureregulatoren bei einer Übersäuerung des Magens, von Abführmitteln gegen Verstopfung, Antibiotika zur Vernichtung von Bakterien und entzündungshemmenden Substanzen zur Linderung von Entzündungen. Weil solche Medikamente den Symptomen entgegenwirken sollen, müssen sie über einen gewissen Zeitraum hinweg eingenommen werden, damit die Symptome unter Kontrolle gehalten werden können.

Der homöopathische Ansatz konzentriert sich demgegenüber darauf, dem Körper dabei zu helfen, effektiver zu arbeiten, so daß er aus sich selbst heraus mit den Symptomen fertig wird. Homöopathen gehen davon aus, daß dem Körper eine Kraft zur Selbstheilung innewohnt, die, wenn sie effektiv und harmonisch arbeitet, Infektionen sehr wirksam zu bekämpfen vermag. Wird die Selbstheilungskraft des Körpers jedoch zu lange beansprucht, so stellen sich Symptome ein, die nicht von selber wieder verschwinden. Durch das Auswählen und Verabreichen des richtigen homöopathischen Mittels ist es möglich, das Selbstheilungspotential des Körpers nochmals zu stimulieren, so daß er in der Lage ist, wirkungsvoll und schnell mit der Situation fertigzuwerden. Den Körper in einen zufriedenstellenden Zustand der Balance zu versetzen, so daß eine weitere Behandlung unnötig ist, es sei denn, neue belastende Faktoren treten ein, ist demzufolge das übergeordnete Ziel einer erfolgreichen homöopathischen Behandlung.

Die Grenzen der Schulmedizin

Zu den Schattenseiten einer Behandlung mit konventionellen Medikamenten gehört, daß der Hauptakzent bei der Auswahl der Mittel auf den verbreitet auftretenden Symptomen einer Krankheit liegt. Der einzelne Mensch gerät demzufolge bei der Stellung einer Diagnose leicht aus dem Blickfeld. In vielen Fällen führt das dazu, daß die Patienten sich „etikettiert" fühlen – ein Gefühl, das unglücklicherweise noch unbewußt verstärkt wird durch die Vielzahl von Untersuchungen, denen sie sich eventuell unterziehen müssen.

Weil in der Schulmedizin Gesundheit als Abwesenheit von Krankheit verstanden wird, nicht als Erreichen eines gesunden und ausgeglichenen Zustandes, sind wir gewohnt, bei jedem kleineren gesundheitlichen Problem nach der dazugehörigen Pille zu fragen. Diese Erwartungshaltung resultiert häufig daraus, daß Ärzte den menschlichen Körper nicht mehr als ein ganzheitliches System betrachten, das über eigene Abwehrmechanismen verfügt, die, sofern sie intakt sind, Krankheiten wirksam bewältigen. Wir haben uns immer weiter von dem Basiswissen entfernt, das uns hilft, bei uns selbst und unseren Kindern kurze Infektionen wie z. B. Erkältungen zu überwinden. Unterstützende Maßnahmen wie erhöhte Flüssigkeitszufuhr, leichtverdauliche Kost und körperliche Ruhe bei möglichst gleichbleibender Raumtemperatur, besonders bei Fieber, sind Dinge, die uns der gesunde Menschenverstand zur Bekämpfung einer Infektion nahelegt. Leider ist bei vielen Menschen der Griff zur Tablette die erste Maßnahme, um unangenehme Symptome zeitweilig zu überdecken, damit man weitermachen kann wie bisher. Das Ergebnis ist meist eine verzögerte Wiederherstellung der Gesundheit mit einem erhöhten Risiko für Komplikationen. Dies sind die Nebeneffekte des Glaubens an die medizinische Wunderwaffe, der uns die Botschaft, die unser Körper uns mitteilen will, unterdrücken oder ignorieren läßt, anstatt uns einige Tage der Ruhe zu gönnen.

Wenn die Homöopathie wirkungsvoll eingesetzt wird, wird sie Erwachsenen wie Kindern dabei helfen, die verschiedenen Stadien einer Erkrankung schnell und ohne das Risiko von Komplikationen zu bewältigen. Nimmt man die verbreitet auftretenden Erkältungskrankheiten als Beispiel, so wird eine verständige Anwendung homöopathischer

Mittel den Krankheitsverlauf nicht einfach anhalten, sondern den Heilungsprozeß beschleunigen und das Risiko von nachfolgenden Infektionen des Brustraums oder der Nebenhöhlen verringern. Weil die Homöopathie den Körper bei seinen Selbstheilungsbemühungen unterstützt, ist auch der Einsatz einer Reihe anderer unterstützender Maßnahmen sinnvoll. Aus diesem Grund werden Sie in jedem Kapitel dieses Buches eine Anzahl allgemein gültiger Maßnahmen aufgelistet finden, ebenso wie Tabellen, die Ihnen die Informationen vermitteln, die Sie brauchen, um das jeweils angemessene homöopathische Mittel auszuwählen.

Kapitel 2

Homöopathie in der Praxis

Voraussetzungen für den Hausgebrauch homöopathischer Arzneien

In den nächsten Kapiteln werden Sie eine Reihe von gesundheitlichen Beeinträchtigungen bei Kindern beschrieben finden, die mit Hilfe allgemeiner Selbsthilfe-Maßnahmen und homöopathischer Arzneien wirkungsvoll und entschieden beeinflußt werden können. Kurze Erkrankungen wie Magenverstimmungen, Halsschmerzen und Erkältungen werden ebenso berücksichtigt wie Verletzungen, Verbrennungen und Quetschungen, die eine schnelle homöopathische Abhilfe erfordern. Im Bereich dieser Erkrankungen und Verletzungen können auf sanfte und sichere Art und Weise bemerkenswert gute und schnelle Ergebnisse erzielt werden.

Krankheitszustände von Kindern, die nicht mit Hilfe von Selbsthilfe-Maßnahmen behandelt werden können, sind in Kapitel 7 behandelt *(Chronische und langandauernde Beschwerden bei Kindern).* In diesem Kapitel finden Sie zunächst eine Erklärung dazu, warum Sie chronische Erkrankungen wie Ekzeme, Asthma oder immer wieder auftretende Ohrenentzündungen besser von einem professionellen Homöopathen behandeln lassen sollten, anstatt zu versuchen, solche gesundheitlichen Probleme allein zu lösen. Auch chronisch erkrankten Kindern kann mit Hilfe der Homöopathie geholfen werden, besonders in Fällen, wo durch eine langandauernde Behandlung mit konventionellen Medikamenten Nebenwirkungen zu befürchten sind und Sie als Eltern lieber ganzheitlichere Behandlungsmethoden ausprobieren möchten. Es muß jedoch betont werden, daß die Behandlung einer bereits länger andauernden, fest etablierten Gesundheitsstörung eines Kindes die Erfahrung, Objektivität und das theoretische Wissen eines professionellen Homöopathen erfordert, damit ein möglichst positives Ergebnis erzielt werden kann.

Sie sollten aber auch bei jeder anderen in diesem Buch beschriebenen Erkrankung erhöhte Vorsicht walten lassen, wenn Ihr Kind Anzeichen von Komplikationen aufweist oder wenn sein Befinden sich verschlechtert. Am Schluß jedes Kapitels finden Sie eine Reihe von Symptomen aufgelistet, bei deren Auftreten Sie professionelle Hilfe hinzuziehen sollten. In solchen Fällen sollten Sie Ihren Hausarzt konsultieren oder bei echten Notfällen, in denen schnelle Hilfe erforderlich ist, die Ambulanz des nächstgelegenen Krankenhauses aufsuchen. Wo die Situation weniger ernst ist, sollten Sie, wenn Ihr Kind bereits bei einem Homöopathen oder einem Arzt mit homöopathischer Zusatzqualifikation in Behandlung ist, diesen informieren. Sollten Sie keinen unmittelbaren Kontakt zu einem Homöopathen haben, so können Sie auch zunächst Ihren Hausarzt hinzuziehen und später, wenn die unmittelbar erforderliche Behandlung erfolgt ist, einen Homöopathen suchen, der sich gründlicher mit dem Problem befaßt.

Auch wenn Ihr Kind vielleicht nicht ganz genau die Symptome aufweist, die professionelle Hilfe erforderlich machen, sollten Sie immer Ihrem Instinkt folgen, wenn dieser Sie befürchten läßt, daß Ihr Kind ernsthaft erkrankt ist. Die Grundlage dafür kann ein verändertes Eßverhalten ebenso sein wie eine untypische Art zu schreien bei einem Baby oder eine plötzlich und stark auftretende Apathie oder eine andere Verhaltensänderung bei einem älteren Kind. Vergessen Sie bitte nie, daß Babys und kleine Kinder bei all ihrer

Vitalität und Widerstandskraft dennoch mit alarmierender Geschwindigkeit ernsthaft krank werden können. Wann immer Sie befürchten, daß dies der Fall sein könnte, sollten Sie sofort den Rat eines Experten suchen.

Zum Gebrauch dieses Buches

Damit Sie mit Hilfe dieses Buches möglichst positive Ergebnisse erzielen, sollten Sie Folgendes tun:

- Notieren Sie alle Symptome, die Sie seit Beginn der Krankheit beobachtet haben. Mit Babys und Kleinkindern können Sie nicht über ihr Befinden sprechen – Sie sind also auf Ihre eigene Wahrnehmung angewiesen, um die Informationen, auf die es ankommt, zu erhalten. Achten Sie darauf, ob Ihr Kind in veränderter Weise atmet oder schreit oder ob seine Haut sich anders anfühlt als sonst. Haben Sie ein Auge darauf, ob Ihr Kind ungewöhnlich blaß ist oder plötzlich heftig errötet, und prüfen Sie, ob sein Atem, sein Schweiß oder sein Stuhlgang anders riechen als sonst. Am meisten sollten Sie jedoch auf Veränderungen im Verhalten Ihres Kindes achten was das Essen, Schlafen oder untypische Stimmungsschwankungen angeht.
- Vergessen Sie nicht, daß Sie nur das interessiert, was vom normalen, gesunden Zustand Ihres Kindes abweicht. Mit anderen Worten: Wenn Ihr Kleinkind in gesundem Zustand eher blaß ist und leicht friert, seit Beginn der Erkrankung jedoch eine andauernde Rötung des Gesichts und eine Empfindlichkeit gegen Wärme aufweist, dann ist dies eine wertvolle Information für Sie, denn es bedeutet eine Veränderung gegenüber dem normalen Zustand Ihres Kindes.

- Sobald Sie eine vollständige Liste von Symptomen beisammen haben, unterstreichen Sie diejenigen Symptome, die Sie für besonders auffallend halten, so z. B. Übelkeit, die durch Essen gelindert wird, oder Frösteln bei gleichzeitiger Empfindlichkeit gegen Wärme oder Fieber, ohne daß das Kind Durst verspürt. Diese Symptome sind besonders wertvoll und können bei der Auswahl des richtigen Mittels sehr hilfreich sein.
- Versuchen Sie das zugrundeliegende Thema auszumachen, das charakteristisch für alle Symptome Ihres Kindes ist. Brennen und Rötung können z. B. charakteristisch für Eiterungen, Halsschmerzen oder allgemeine Schmerzen sein, ein Gefühl der Austrocknung kann gleichermaßen auf der Haut, in Mund und Rachenraum und im Bereich des Darmes empfunden werden. Wenn Sie derartige Gemeinsamkeiten aller Hauptsymptome erst einmal gefunden haben, ist es einfacher, das angemessene Mittel auszuwählen: Sie werden dann weniger das Gefühl haben, einen ganzen „Sack" voller ungeordneter Symptome berücksichtigen zu müssen, sondern statt dessen ein zusammenhängendes Symptombild vor Augen haben.
- Überlegen Sie, ob es vor dem Beginn der Krankheit irgend etwas gegeben hat, das als auslösender oder beschleunigender Faktor gewirkt haben könnte: War Ihr Kind kaltem Wind ausgesetzt, hat es heftig gefroren, oder ist es durch irgend etwas sehr erschreckt worden? Hat es in den vorhergegangenen Nächten schlecht geschlafen?
- Notieren Sie alles, was das Befinden Ihres Kindes generell verbessert oder verschlechtert, ganz gleich, ob dadurch eher einzelne Symptome oder das Allgemeinbefinden verbessert oder verschlechtert werden.
- Achten Sie stets auf Veränderungen des emotionalen Befindens Ihres Kindes, die vor oder nach dem Beginn der Krankheit aufgetreten sind. Wenn ein ansonsten eher ru-

higes Kind sich plötzlich ängstlich verhält, ein fröhliches, unempfindliches Kind weinerlich reagiert und ein normalerweise entspanntes Kind mit einem Mal nicht mehr stillhalten kann, so sind dies sehr bedeutsame Symptome.

- Inzwischen haben Sie wahrscheinlich eine einigermaßen umfassende Liste von Symptomen beisammen, die Sie jetzt unterteilen können in ursächliche Faktoren und allgemeine Symptome und Modalitäten, die bewirken, daß Ihr Kind sich besser oder schlechter fühlt.
- Vergessen Sie dabei nicht, daß das zugrundeliegende Symptomschema ein sehr weites Spektrum abdecken kann, da es sich aus allen Veränderungen im körperlichen und emotionalen Bereich ableitet.
- Wenn Sie mit Ihren Beobachtungen an diesem Punkt angelangt sind, können Sie die passende Tabelle im entsprechenden Kapitel dieses Buches aufschlagen. Lesen Sie zunächst die linke Spalte der Tabelle unter der Überschrift **Typus**, um herauszufinden, welche Kategorie von Symptomen am besten zu den Symptomen paßt, die Sie notiert haben. Wenn Sie bei Ihren Beobachtungen auch einen ursächlichen Faktor ausmachen konnten, wird Ihnen das jetzt sehr hilfreich sein. Die linke Spalte der Tabelle informiert Sie auch darüber, in welchem Stadium der Erkrankung sich Ihr Kind befindet, d. h. ob die Symptome, die Sie notiert haben, charakteristisch für den Beginn der Krankheit sind oder für ein eher fortgeschrittenes Stadium.
- Wenn Sie die Kategorie gefunden haben, die am besten zu Ihren Notizen paßt, prüfen Sie, ob der Inhalt der nächsten Spalte unter der Überschrift **Allgemeine Symptome** ebenfalls zu den Symptomen Ihres Kindes paßt. Es ist unwahrscheinlich, daß der Inhalt dieser Spalte und Ihre Notizen vollständig übereinstimmen. Seien Sie also nicht beunruhigt, wenn Sie dort nicht alle Symptome wieder-

finden, die Sie notiert haben. Es geht darum, herauszufinden, ob die grundlegenden Charakteristika dieser allgemeinen Anzeichen mit den wichtigsten und charakteristischsten Symptomen Ihres Kindes übereinstimmen. So sollten Sie z. B. die Anwendung von Aconitum nur dann erwägen, wenn das Fieber bei Ihrem Kind sehr rasch angestiegen ist, was mit Anzeichen wie Unruhe, gerötetem Gesicht, Angstgefühlen bis hin zur Panik und einer Entwicklung oder Verschlimmerung der Symptome zu Beginn der Nacht einherging. Wenn sich bei Ihrem Kind das Fieber eher langsam im Laufe mehrerer Tage entwikkelt hat und Ihr Kind in dieser Zeit blaß war, sich von Aktivitäten zurückgezogen hat und am liebsten so weit wie möglich in Ruhe gelassen werden wollte, wäre Aconitum nicht das passende Mittel, und sie müßten Ihre Suche nach der angemessenen Arznei an einer anderen Stelle fortsetzen.

- Seien Sie flexibel, was die Nutzung der Tabellen angeht. Wenn Ihr Kind z. B. unter Schnupfen, Halsschmerzen und Husten leidet, können Sie die Informationen aus jeder der drei dazugehörigen Tabellen kombinieren. Sie gewinnen auf diese Weise mehr Auswahlmöglichkeiten, und es wird Ihnen ein breiteres Spektrum an Informationen verfügbar.
- Wenn Sie sich nicht sicher sind, welche Symptome welcher Arznei zuzuordnen sind, schlagen Sie die **Arzneibilder** am Schluß des Buches auf. Sie finden dort alle wichtigen Charakteristika eines Arzneimittels in Kürze zusammengestellt.
- Wenn Sie eine zufriedenstellende Übereinstimmung zwischen den Symptomen Ihres Kindes und denen eines bestimmten homöopathischen Mittels gefunden haben, lesen Sie die beiden Spalten unter den Überschriften **besser durch** und **schlechter durch**. Wenn der Inhalt dieser Spalten ebenfalls zu den Symptomen Ihres Kindes seit

Beginn der Krankheit paßt, können Sie ziemlich sicher sein, das am besten passende Mittel gefunden zu haben.

- Rufen Sie sich immer wieder ins Gedächtnis, daß Sie diejenigen Informationen suchen, die das Individuelle in den Symptomen Ihres Kindes charakterisieren. Versuchen Sie herauszufinden, was an der Magenverstimmung oder der Grippeerkrankung Ihres Kindes das Besondere ist. Verbreitete Symptome wie Erbrechen, Durchfall, Halsschmerzen oder Husten nützen Ihnen nichts, wenn es darum geht, zwischen verschiedenen Arzneien auszuwählen. Sie sollten versuchen, sich darüber klarzuwerden, wie diese allgemeinen Symptome sich bei Ihrem Kind als einem Individuum äußern: Welcher Art sind bei Ihrem Kind die Schmerzen, welche Farbe und Beschaffenheit weist der Eiter auf, und in welcher Weise ist der gesamte Organismus Ihres Kindes von diesen spezifischen Symptomen betroffen?
- Sobald Sie mit den Tabellen einigermaßen vertraut geworden sind, werden Sie bemerken, daß manche Arzneien an mehr als einer Stelle genannt werden. So erscheint z. B. Arsenicum album in den Tabellen für Husten, Grippe und Lebensmittelvergiftung (Erbrechen und Durchfall), während Pulsatilla in den Tabellen zu Ohrenschmerzen, Windpocken und Röteln zu finden ist. Beim wiederholten Gebrauch der Tabellen und der **Arzneibilder** am Schluß des Buches werden Sie sehen, daß es sich bei diesen Arzneien um Substanzen mit einer Vielzahl von Wirkungsmöglichkeiten handelt, die mit ihrer je individuellen Wirksamkeit ein breites Spektrum von Beschwerden abdecken. Je vertrauter Sie im Umgang mit den Arzneien werden, desto mehr werden Sie erkennen, daß jedes Mittel seine ganz individuellen Charakteristika besitzt – genau wie Ihr Kind.

Wie Sie Ihrem Kind homöopathische Arzneien verabreichen können

- Einer der großen Vorteile der Homöopathie im Hinblick auf Kinder ist, daß diese normalerweise die Arzneien sehr gern einnehmen, weil sie ihnen schmecken. Es wird kaum jemals ein Problem sein, einem Kind die richtige Arznei zu geben – im Gegenteil: Meist können die Kinder die nächste Dosis kaum abwarten! Obwohl homöopathische Arzneien meist in Form von Tabletten verabreicht werden, sind sie auch in Form von kleinen Kügelchen oder Körnchen, als Lösungen oder als Puder erhältlich. Als Crèmes, Tinkturen oder Salben können sie auf die Haut aufgetragen werden.
- Wenn Sie das passende Mittel für Ihr Kind ausgewählt haben, entnehmen Sie eine einzelne Dosis (eine Tablette) auf einem sauberen Löffel.
- Sie brauchen die Dosis für ein Kind nicht zu halbieren. Die Stärke und Länge der Behandlung wird durch die Potenz des Mittels und die Häufigkeit der wiederholten Einnahme bestimmt, nicht durch die Größe der einzelnen Dosis. Mit anderen Worten: Ganz gleich, ob Sie eine, zwei oder zehn Tabletten gleichzeitig verabreichen – es handelt sich immer um eine einzelne Dosis der Arznei. Wenn Sie jedoch Ihrem Kind im Laufe einer Stunde alle zehn Minuten jeweils eine Tablette geben, so handelt es sich dabei um sechs Dosen, weil das Mittel wiederholt verabreicht wird.
- Fordern Sie Ihr Kind auf, das Mittel zu lutschen wie ein Bonbon. Wenn es das nicht will, kann die Arznei auch zerkaut werden. Kleineren Kindern und Babys kann die Arznei in Form von Kügelchen oder Puder verabreicht werden. Sie können den Puder auch selbst herstellen, indem Sie eine Tablette zwischen zwei sauberen Löffeln zerdrücken. Geben Sie dann eine Prise der Arznei unter

die Zunge Ihres Kindes, damit das Mittel sich auflösen kann, oder verreiben Sie das Pulver über das Zahnfleisch.

- Stellen Sie sicher, daß der Mund Ihres Kindes bei der Einnahme der Arznei so sauber wie möglich ist. Das heißt nicht, daß Sie Ihrem Kind vor jeder Einnahme die Zähne putzen müssen. Vielmehr sollte Ihr Kind vor der Einnahme nichts gegessen oder getrunken haben, das einen starken Eigengeschmack hat wie z. B. Pfefferminze. Als Richtlinie kann gelten, daß eine halbe Stunde vor der Einnahme nichts gegessen oder getrunken werden sollte.
- Es gibt einige Substanzen, die die Wirkung homöopathischer Arzneien negativ beeinflussen können. Dazu gehören Pfefferminze, Kaffee, Tee und stark riechende Einreibungen, die Menthol oder Kampfer enthalten. Stark riechende Öle wie z. B. Olbas-Tropfen sollten unter der Einnahme homöopathischer Arzneien ebenfalls vermieden werden. Wenn Sie Ihrem Kind zum ersten Mal ein homöopathisches Mittel verabreichen, ist es ratsam, Ihr Kind von all diesen Substanzen fernzuhalten, solange es die Arznei einnimmt. Dadurch wird ein potentieller Störfaktor für den Fall, daß das Mittel nicht zu wirken scheint, ausgeschlossen.
- Sie sollten Ihre Arzneien an einem Ort aufbewahren, der vor Licht, starken Gerüchen und extremen Temperaturschwankungen geschützt ist. Ein eher kühler, dunkler Ort ist am besten geeignet (jedoch nicht der Kühlschrank). Unter diesen Bedingungen lassen sich homöopathische Arzneien auch über längere Zeit aufbewahren, ohne ihre Wirksamkeit zu verlieren.
- Tabletten, die auf den Boden gefallen sind, sollten Sie nicht mehr in die Verpackung zurückräumen, sondern wegwerfen, da sie beschädigt sein könnten.

Eine Dosis oder zwei? Wie oft Sie Ihrem Kind ein Mittel geben sollten

- Nachdem Sie Ihrem Kind die erste Dosis des jeweils angezeigten Mittels gegeben haben, warten Sie eine halbe Stunde. Wenn Sie keine Veränderung erkennen können, wiederholen Sie die Gabe. Sie können bis zu dreimal eine Dosis desselben Mittels verabreichen, im Abstand von jeweils einer halben Stunde.
- Wenn Sie nach der ersten, zweiten oder dritten Dosis Anzeichen dafür bemerken, daß sich der Zustand Ihres Kindes verbessert, hören Sie auf, Ihrem Kind das Mittel zu geben. Die Verbesserung ist ein Zeichen dafür, daß der Körper Ihres Kindes damit begonnen hat, die Krankheit aus eigener Kraft zu bewältigen, und zu diesem Zeitpunkt ist die weitere Einnahme einer Arznei nicht erforderlich. Falls Ihr Kind einen Rückfall erleidet und die Krankheitssymptome von neuem auftreten, sollten Sie ihm die Arznei in der gleichen Weise wie zuvor geben. Auch hier gilt: Sobald Sie eine Verbesserung bemerken, beenden Sie die Gabe der Arznei.
- Die oben gegebenen Anweisungen sind Empfehlungen für die wiederholte Verabreichung einer Arznei, die im Falle einer plötzlich auftretenden Erkrankung, z. B. einer Ohrenentzündung oder Magenverstimmung, angezeigt sind. Wenn sich bei Ihrem Kind die Symptome einer Krankheit jedoch langsam und über Tage hinweg entwickeln und weniger akut als vielmehr hartnäckig sind, dann wird es wahrscheinlich auf die wiederholte Gabe des angezeigten Mittels dreimal täglich über zwei oder drei Tage hinweg besser ansprechen. Hier gilt jedoch wie oben, daß Sie das Mittel nicht einfach genau nach Plan verabreichen sollten, sondern die Verabreichung beenden sollten, sobald Sie eine anfängliche oder andauernde Verbesserung bemerken.

- Wenn in der Zeit zwischen den wiederholten Gaben des Mittels keine Verbesserung eintritt, sollten Sie nochmals die Tabellen zur Hand nehmen, um zu prüfen, ob ein anderes Mittel nicht vielleicht noch besser paßt. Beim Umstieg auf ein anderes, wirksameres Mittel sind keine Wechselwirkungen zu befürchten. Weil die Arzneien so stark verdünnt sind, daß einzelne Moleküle des Wirkstoffs nicht mehr nachweisbar sind, besteht kein Risiko, daß irgendwelche chemischen Rückstände im Körper Ihres Kindes verbleiben, die zu einer toxischen Reaktion führen könnten.
- Wenn Ihr Kind gesundheitlich nur leicht beeinträchtigt ist und dies erst seit kurzer Zeit, können Sie das angezeigte Mittel zunächst in einer C6-Potenz verabreichen (zu den Potenzen siehe S. 188, 191 f.). Wenn Sie nach ordnungsgemäßer Verabreichung eine Verbesserung erkennen können, gleichzeitig aber das Gefühl haben, das Mittel weiter verabreichen zu müssen, damit diese anhält, sollten Sie dasselbe Mittel in einer Potenz von C12 verwenden. Wenn Ihr Kind schon länger krank ist und die Symptome stärker sind, können Sie mit einer C12- oder C30-Potenz anfangen (beide sind in homöopathischen Apotheken erhältlich).
- Vergessen Sie nicht, daß die in diesem Buch gegebenen Anweisungen für den Hausgebrauch von homöopathischen Arzneien nur für eine kurzfristige Anwendung gedacht sind. Wenn Sie Ihrem Kind ein Mittel täglich verabreichen müssen, um den gewünschten Effekt zu erzielen und aufrechtzuerhalten, sollten Sie sich an einen Homöopathen wenden, der Ihnen bei einer „konstitutionellen" Langzeitbehandlung weiterhelfen kann. Wenn Sie genauer wissen möchten, warum dies ratsam ist, lesen Sie Kapitel 7: *Chronische und langandauernde Beschwerden bei Kindern.*
- Abschließend nochmals das Wichtigste: Sobald Sie den

Eindruck haben, daß Ihr Kind auf eine homöopathische Selbstbehandlung oder allgemeine Selbsthilfe-Maßnahmen nicht anspricht oder Sie befürchten, daß es ernsthaft erkrankt ist, **sollten Sie in jedem Fall sofort professionelle Hilfe hinzuziehen.**

Kapitel 3

Unfälle und Verletzungen

Sie werden beim besten Willen nie sicherstellen können, daß Ihr Kind niemals einen kleineren Unfall erleidet. Selbst wenn Sie die besten und verantwortungsvollsten Vorkehrungen getroffen haben – Kinder sind Experten darin, diese Maßnahmen zu umgehen! Demzufolge können Stürze, Schnittwunden und Blutergüsse zu regelmäßig wiederkehrenden Ereignissen im Leben eines kleinen Kindes werden.

Vor diesem Hintergrund können homöopathische Arzneien und grundlegende Erste-Hilfe-Maßnahmen sehr viel dazu beitragen, den ersten Schreck zu mindern, den Heilungsprozeß zu beschleunigen und Infektionen vorzubeugen. Darüber hinaus empfinden Eltern es als sehr hilfreich, daß sie über Erste-Hilfe-Maßnahmen wie das Verbinden der Wunde oder das Auftragen einer Salbe hinaus positiv dazu beitragen können, daß es ihrem Kind bald wieder besser geht.

Nach einem kleineren Unfall kann ein richtig ausgewähltes homöopathisches Mittel in der Art eines Katalysators wirken, indem es den natürlichen Heilungsprozeß des Körpers beschleunigt. Der heilsame Effekt homöopathischer Mittel kann in solchen Fällen sehr weitreichend sein. Arnica z. B. kann nicht nur den ersten Schreck des Kindes mindern, sondern begrenzt auch das Ausmaß der Verletzungen, indem es die Re-Absorption des Blutes fördert und schmerzstillend wirkt. Symphytum fördert die Heilung gebrochener Knochen und wirkt ebenfalls schmerzlindernd, während Calendula als eine Art natürliches Antiseptikum fungiert, die Blutung verlangsamt und die Heilung der Haut unterstützt.

Die richtige homöopathische Arznei auswählen

Wenn Ihr Kind beispielsweise unter einer Verstauchung leidet, wählen Sie das richtige homöopathische Mittel folgendermaßen aus:

- Schlagen Sie die Tabelle zu **Verstauchungen und Zerrungen** auf, und sehen Sie sich die linke Spalte der Tabelle daraufhin an, welche Kategorie am besten zu den Symptomen Ihres Kindes paßt. Wenn Ihr Kind es z. B. als sehr angenehm empfindet, den verletzten Körperteil ganz ruhig zu halten, dann wird die Kategorie „Verstauchungen und Zerrungen, die bereits bei geringsten Bewegungen stärker schmerzen" am besten passen.
- Prüfen Sie nun die Spalte zu **Allgemeinen Symptomen** daraufhin, daß die dort beschriebenen Symptome zu denen Ihres Kindes passen. Wenn das betroffene Gelenk rot und entzündet aussieht und der Schmerz sich bei der kleinsten Bewegung verschlimmert, bei festem Druck jedoch besser wird, sind Sie auf der richtigen Spur. Sie können nun die übrigen in dieser Spalte der Tabelle beschriebenen allgemeinen Indikationen mit dem Zustand Ihres Kindes vergleichen, um abzusichern, ob Sie das richtige Mittel gewählt haben oder ob ein anderes Mittel evtl. besser paßt.
- Zum Schluß prüfen Sie die Spalten **schlechter durch** und **besser durch** daraufhin, ob sie ebenfalls zu den Beschwerden Ihres Kindes passen. Vergessen Sie nicht, daß dort nicht nur aufgelistet ist, was die Beschwerden aufgrund der akuten Verletzung verbessert oder verschlechtert, sondern auch, wodurch Ihr Kind sich ganz allgemein besser oder schlechter fühlt. Wenn schließlich auch die im entsprechenden **Arzneibild** am Schluß des Buches gegebenen Informationen Ihre Wahl bestätigen (z. B. Bryonia), dann sollten Sie es zuerst mit dem auf diese Weise ausgewählten Mittel versuchen.

- Sie werden bemerken, daß das Kapitel zur homöopathischen Selbsthilfe bei Schnittwunden und Blutergüssen sich von anderen Kapiteln dieses Buches unterscheidet. Das liegt daran, daß bei vielen in diesem Kapitel beschriebenen Situationen eine routinemäßige Anwendung der Arzneien möglich ist. So wird Ihnen z. B. sehr schnell auffallen, daß im Falle eines Schocks, eines Traumas, von blutenden Wunden oder Blutergüssen als Folge eines Unfalls stets die Verwendung von Arnica als erstem Mittel empfohlen wird. In vielen Fällen werden Sie dann später ein anderes Mittel auswählen müssen, was eine spezifischere Beschreibung der Situation erfordert. Das gilt immer dann, wenn Arnica unmittelbar nach dem Unfall eine gute Wirkung gezeigt hat, das Befinden Ihres Kindes sich jedoch nicht konstant weiter verbessert oder die Symptome sich verändern. Gute Beispiele hierfür sind Knochenbrüche, Zerrungen oder durch Zahnprobleme bedingte Schmerzen. In allen diesen Fällen kann es erforderlich sein, andere Mittel als Arnica anzuwenden.

Informationen dazu, wie Sie Ihrem Kind die von Ihnen ausgewählte Arznei verabreichen sollten, finden Sie im Abschnitt „Wie Sie Ihrem Kind homöopathische Arzneien verabreichen können" in Kapitel 2. Alles dort Gesagte gilt auch hier.

Denken Sie daran, daß Sie, wenn Sie Ihrem Kind Erste Hilfe nach einem Unfall leisten, die Arznei innerlich verabreichen können, während Sie dasselbe oder ein anderes Mittel äußerlich in Form einer Tinktur, Crème, Salbe oder Lotion auf die Haut auftragen (auch in diesen Mitteln ist der Wirkstoff in verdünnter Form enthalten). Wenn Ihr Kind z. B. gestürzt ist und sich dabei einige Schrammen zugezogen hat, empfiehlt es sich, Arnica innerlich anzuwenden und äußerlich die Schrammen mit einer Tinktur, die

Calendula in verdünnter Form enthält, zu reinigen und zu behandeln. Sie können Calendula-Salbe direkt auf die Verletzung auftragen oder sie zunächst auf einen Wundverband geben, mit dem Sie dann die Wunde verbinden. Vergessen Sie bitte nicht, daß Arnica-Salbe **nie** auf Blutergüsse aufgetragen werden sollte, bei denen die Haut verletzt ist – sie sollte nur bei intakter Haut verwendet werden. Im zuerst genannten Fall ist die Verwendung von Calendula oder einer Kombination von Hypericum und Calendula am ehesten angebracht.

Schnittwunden, Quetschungen und Blutergüsse

Typus	Allgemeine Symptome	schlechter durch	besser durch	Name der Arznei
Kleinere Schnittwunden und Blutergüsse	Gerade Schnitte, Blutergüsse und Hautabschürfungen ohne Anzeichen einer Sepsis.	Kälte	Ruhe	Calendula Das Mittel in verdünnter Form, als Tinktur, Lotion, Crème oder Salbe auf die Haut auftragen.
Tiefe Schnitte und einschneidende Wunden, bei denen Nerven in Mitleidenschaft gezogen sind	Besonders angebracht in Fällen, wo Körperregionen betroffen sind, die ein dichtes Nervengeflecht aufweisen: Finger, Zehen, Fußsohlen. Stechende Schmerzen, Überempfindlichkeit gegen Berührung.	Bewegung Berührung	Stillhalten	Hypericum

Typus	Allgemeine Symptome	schlechter durch	besser durch	Name der Arznei
Tiefe Wunden mit Überempfindlichkeit gegen Schmerz	Angebracht zur Behandlung von Schockzuständen und bei stechenden, ziehenden Schmerzen, die von klaren Schnitten herrühren. Häufig bei Verletzungen durch scharfe Gegenstände.	Bewegung Druck	Wärme Ruhe	Staphysagria
Einfache Quetschungen und Blutergüsse im Anfangsstadium, verbunden mit Unruhe	Das Kind hat durch einen Unfall oder eine Verletzung einen emotionalen und physischen Schock erlitten. Die betroffenen Körperstellen sind empfindlich und tun weh.	Berührung Anstrengung	Ruhe	Arnica Arnica-Crème oder -Salbe kann auch auf die Haut aufgetragen werden, **sofern diese keine Schnitte oder Schrammen aufweist.**
Quetschungen/ Blutergüsse und blaue Augen, die durch das Auflegen kalter Kompressen gelindert werden können	Angezeigt immer dann, wenn Arnica den Schmerz, der von gequetschtem Gewebe herrührt, nicht mehr lindert. Stechende bis ziehende oder reißende Schmerzen, begleitet von gespannter, geschwollener Haut.	Wärme Bewegung	Baden der betroffenen Stellen in kaltem Wasser Kühle Luft Ruhe	Ledum

Typus	Allgemeine Symptome	schlechter durch	besser durch	Name der Arznei
Blutergüsse nach Verletzungen des Augapfels oder der Augenhöhle		Berührung	Symphytum	Besonders angezeigt, wenn das Auge von einem stumpfen Gegenstand verletzt wurde. Sehr hilfreich, wenn Arnica zunächst gegen die Schwellung am Auge geholfen hat, der Schmerz jedoch anhält.
Quetschungen/Blutergüsse an Stellen, an denen die Knochen nur von einer dünnen Hautschicht bedeckt sind: Ellbogen, Schienbeine	Schmerzhafte Blutergüsse; die betroffene Stelle ist empfindlich, Arm oder Bein kann nicht bewegt werden.	Sitzen Treppensteigen Liegen auf der betroffenen Stelle	Wärme Reiben	Ruta In besonderem Maße angezeigt bei Verletzungen, bei denen die Knochenhaut in Mitleidenschaft gezogen ist.
Tiefgehende Quetschungen		Berührung Heißes Baden	Kalte Kompressen	Bellis perennis Angezeigt nach einem Schlag oder Stoß, der zu Quetschungen des tieferliegenden Gewebes geführt hat, z. B. nach einem schwereren Sturz oder einem Schlag gegen den Brustkorb.

Allgemeine Maßnahmen

Die folgenden Erste-Hilfe Maßnahmen empfehlen sich zusätzlich zur Einnahme homöopathischer Mittel:

- Bei jeder Verletzung, bei der die Haut in Mitleidenschaft gezogen ist, sollte die Wunde vorsichtig gereinigt werden, bis keine sichtbaren Verunreinigungen mehr erkennbar sind. Bevor Sie einen sterilen Verband anlegen, prüfen Sie vorsichtig, ob sich noch festsitzender Schmutz auf der Haut befindet.
- Zum Reinigen von Schnittwunden und Schrammen können Sie Calendula in verdünnter Form oder eine Kombination von Hypericum- und Calendula-Tinktur verwenden. Jedes der beiden Mittel wird, wenn Sie es mit abgekochtem, kaltem Wasser verdünnen, zu einem ausgezeichneten Antiseptikum. Verwenden Sie die Tinktur nicht unverdünnt – auf verletzte Haut aufgetragen, könnte sie brennen. Verdünnen Sie einen Teil Tinktur mit zehn Teilen Wasser. Calendula beschleunigt den Heilungsprozeß der Haut, wirkt blutstillend und mindert als natürliches Antiseptikum das Risiko einer Infektion der Wunde.
- Nachdem Sie die Wunde wie oben beschrieben gereinigt haben, tragen Sie Calendula oder eine Kombination von Calendula und Hypericum in Form einer Crème oder Salbe auf die Wunde auf. Bei leichteren Schnittwunden verwenden Sie Crème; wenn die Haut abgeschürft ist, Salbe.
- Wenn die Haut intakt ist, die betroffene Stelle jedoch geschwollen ist und ein Bluterguß sich gebildet hat, legen Sie 20–30 Minuten lang kalte Kompressen auf, um die Schmerzen zu lindern und die Entzündung zu reduzieren.
- Wenn die Haut **nicht** verletzt ist, tragen Sie Arnica-

Crème oder -Salbe auf die betroffene Stelle auf. Zusammen mit der innerlichen Wirkung des eingenommenen Mittels wird dies dazu beitragen, den Schmerz zu lindern und den Heilungsprozeß zu beschleunigen.

Wann ärztliche Hilfe erforderlich ist

Sie sollten professionelle Hilfe hinzuziehen, wenn einer der folgenden Fälle gegeben ist:

- starke Blutungen, verbunden mit einem Gefühl des Kribbelns, der Taubheit oder Schwächegefühl;
- tiefe Schnittwunden im Gesicht, im Brustkorb oder im Bauchraum, oder Schnitte, die sich nicht durch einen Klebeverband zusammenhalten lassen;
- Schmutz oder andere Fremdkörper, die sich beim Reinigen der Wunde nicht entfernen lassen;
- Anzeichen für eine Infektion, ganz gleich, an welcher Stelle des Körpers sie auftreten, besonders aber, wenn sie sich an den Innenseiten der Hände oder an der Unterseite der Finger befinden;
- wiederholtes und schnelles Auftreten von Blutergüssen;
- Quetschungen und Blutergüsse, die ausgedehnt sind oder von einem schweren Sturz herrühren, ganz besonders dann, wenn ein Auge oder das umgebende Gewebe betroffen ist.

Stichwunden

Typus	Allgemeine Symptome	schlechter durch	besser durch	Name der Arznei
Beschwerden durch Stichwunden, die durch kaltes Baden erheblich gelindert werden können	Stechende Schmerzen; die Wunde pocht und kribbelt. Sie sieht rot und geschwollen aus, fühlt sich jedoch kühl an. Schmerzen und Schwellung werden durch Baden in kaltem Wasser erheblich gelindert. Solange die Symptome nichts anderes nahelegen, ist dies die erste Hilfsmaßnahme bei Stichwunden.	Wärme	Baden in kaltem Wasser	Ledum
Stichwunden mit auffallend geschwollener, gerötetеter Haut	Die verletzte Stelle ist geschwollen, als ob Wasser unter der Haut eingeschlossen wäre. Die Umgebung der Wunde fühlt sich sehr heiß an. Stechende Schmerzen. Verschlimmerung der Beschwerden durch Wärme in jeder Form.	Wärme Berührung	Kühler Luftzug Baden in kaltem Wasser.	Apis

Typus	Allgemeine Symptome	schlechter durch	besser durch	Name der Arznei
Stichwunden, die mit scharfen, stechenden Schmerzen einhergehen	Die betroffene Stelle ist überempfindlich gegen Berührung. Ziehende Schmerzen, die über den gesamten betroffenen Körperteil ausstrahlen.	Berührung Erschütterung		Hypericum

Allgemeine Maßnahmen

Die folgenden Erste-Hilfe-Maßnahmen empfehlen sich zusätzlich zur Einnahme homöopathischer Mittel:

- Reinigen Sie die Wunde so gründlich wie möglich, und stellen Sie dabei sicher, daß sie für eine Zeitlang blutet, damit Fremdkörper ausgeschwemmt werden können. Wenn die Wunde heftig blutet, üben Sie an der richtigen Stelle oberhalb der Arterie Druck aus. Achten Sie darauf, daß Sie dabei nicht auf die Wunde selbst drücken, weil Sie dadurch Fremdkörper noch tiefer in die Wunde hineindrücken könnten.
- Baden Sie den betroffenen Bereich des Körpers in warmem Wasser, um eine erhöhte Durchblutung herbeizuführen (wenn die Blutung nur sehr schwach ist) und um das Ausschwemmen von Fremdkörpern oder Krankheitserregern zu befördern. Geben Sie verdünnte Hypericum- und Calendula-Tinktur in das Wasser.
- Tragen Sie verdünnte Hypericum- und Calendula-Tinktur auf die Wunde auf, um den Heilungsprozeß zu befördern und die Schmerzen zu lindern, und verabreichen Sie das passende homöopathische Mittel auch innerlich.

Wann ärztliche Hilfe erforderlich ist

Sie sollten professionelle Hilfe hinzuziehen, wenn einer der folgenden Fälle gegeben ist:

- um eine Stichwunde herum zeigen sich Anzeichen einer Infektion;
- tiefe Stichwunden und alle Stichwunden, die sich nicht an den Extremitäten befinden (Hände, Füße etc.);
- Stichwunden, die eher die gesamte Hand als die Finger betreffen oder Stichwunden an einem Gelenk, besonders wenn Anzeichen einer Infektion auftreten.
- Ziehen Sie unverzüglich professionelle Hilfe hinzu, wenn Sie den Beginn einer Tetanus-Infektion befürchten. Anzeichen dafür sind eine Verhärtung des betroffenen Körperteils und schmerzhafte Muskelkrämpfe in Bauch und Rücken.

Blutungen

Typus	Allgemeine Symptome	schlechter durch	besser durch	Name der Arznei
Blutungen nach einer Verletzung oder einem Sturz	Allgemeine Symptome eines Traumas und Schocks nach einem Unfall.	Leichte Berührung	Hinlegen	Das hier genannte Mittel ist das erste Mittel, das zur Behandlung jeder Art von Verletzungen in Erwägung gezogen werden sollte. Darüber hinaus ist es ein wichtiges Mittel, wenn es darum geht,

Typus	Allgemeine Symptome	schlechter durch	besser durch	Name der Arznei
				die Re-Absorption des Blutes zu fördern, wenn es zu Quetschungen gekommen ist.
Nasenbluten und kleine, heftig blutende Wunden	Heftiges Nasenbluten, das von zu heftigem Naseputzen oder einem Schlag auf die Nase herrührt. Nasenbluten tritt sehr leicht auf. Das Kind hat während des Nasenblutens große Angst und muß beruhigt werden.	Jede Art von Anstrengung	Kaltes Wasser Frische Luft Beruhigung	Phosphor
Mattigkeit und Anzeichen eines Schocks, verbunden mit Bluten	Das Kind blutet und steht kurz vor einem Kollaps. Seine Haut fühlt sich kalt und feucht an und ist sehr blaß oder grau gefärbt. Das Kind zieht es vor, an der frischen Luft zu sein oder möchte, daß man ihm kühle Luft zufächelt. Das Blut ist dickflüssig, die Blutung ist stetig.	Wärme	Kühler Luftzug Zufächeln von kühler Luft	Carbo veg

Typus	Allgemeine Symptome	schlechter durch	besser durch	Name der Arznei
Blutungen, die mit Übelkeit, möglicherweise auch mit Kurzatmigkeit einhergehen	Während der Blutung treten kalter Schweiß und eine starke Übelkeit auf, die sich bei der geringsten Bewegung verschlimmert. Das Blut ist hellrot und schießt aus der Wunde.	Wärme Jede Art von Bewegung	Frische Luft Ruhe So weit wie möglich stillhalten	Ipecac

Allgemeine Maßnahmen

Die folgenden Erste-Hilfe-Maßnahmen empfehlen sich zusätzlich zur Einnahme homöopathischer Mittel:

- Vergessen Sie nicht, daß der Körper eines Kindes eine geringere Menge Blut enthält als der eines Erwachsenen, so daß die Folgen eines größeren Blutverlustes bei einem Kind schwerwiegender sind als der Verlust derselben Menge von Blut bei einem Erwachsenen. Wenn die Blutung heftig ist, ziehen Sie so schnell wie möglich Hilfe hinzu.
- Beruhigen Sie Ihr Kind so weit wie möglich, besonders, wenn der Anblick von Blut ihm Angst und Übelkeit bereitet.
- Versuchen Sie nicht, aus einer tiefen Wunde Fremdkörper zu entfernen: Wenn diese sich tief in der Wunde befinden, könnten sie als eine Art Barriere gegen weiteren Blutverlust wirken. Bei ihrer Entfernung könnte die Blutung unkontrollierbar werden. Sollte dies passieren, suchen Sie unverzüglich ärztliche Hilfe auf.

- Legen Sie ein sauberes Tuch auf die Wunde und üben Sie Druck aus, um die Blutung zu stillen. Wenn sich Fremdkörper in der Wunde befinden, darf nur in der Umgebung der Wunde Druck ausgeübt werden, damit die Fremdkörper nicht noch tiefer in die Wunde gedrückt werden.
- Legen Sie einen Verband an, der fest genug ist, um die Blutung unter Kontrolle zu bekommen, aber nicht so fest, daß die Durchblutung der Finger oder Zehen behindert wird (sollte dies der Fall sein, so färben sich Finger oder Zehen blau).
- Wenn Blut durch den Verband sickert, entfernen Sie ihn auf keinen Fall, sondern legen Sie über dem ersten Verband einen neuen Verband an.
- Wenn Ihr Kind Nasenbluten hat, bringen Sie es dazu, sich weit nach vorne zu beugen. Stellen Sie sicher, daß es durch den Mund atmet, während Sie die Nasenmuscheln zusammendrücken. Fordern Sie Ihr Kind auf, Blut, das in den Mund gelangt, auszuspucken, damit es sich nicht erbrechen muß. Falls nach einer Kopfverletzung Nasenbluten auftritt, sollten Sie professionelle Hilfe hinzuziehen.

Wann ärztliche Hilfe erforderlich ist

Sie sollten professionelle Hilfe hinzuziehen, wenn einer der folgenden Fälle eintritt:

- Jegliches Anzeichen eines Schocks, d. h.:
  - Blässe (bleiche, grau gefärbte oder bläuliche Haut);
  - feuchte, kalte Haut;
  - beschleunigter oder schwacher Puls;
  - Gähnen, Keuchen oder Nach-Luft-Schnappen;
  - Verwirrung oder Bewußtlosigkeit;
  - ausgeprägter Durst in Verbindung mit einem der obigen Symptome;

- Schwierigkeiten beim Atmen;
- wenn der Verdacht besteht, daß Ihr Kind durch einen Unfall innere Verletzungen erlitten hat, die zu inneren Blutungen führen könnten;
- wenn Ihr Kind durch einen Unfall mehrere Verletzungen an einem Körperteil erlitten hat, oder wenn Sie die Blutung nicht stillen können.

Verstauchungen und Zerrungen

Typus	Allgemeine Symptome	schlechter durch	besser durch	Name des Mittels
Verstauchungen und Zerrungen im Anfangsstadium, verbunden mit Schwellung und Schmerzen	Entzündung, Schwellung und Blutergüsse. Bei Bewegung verschlimmern sich die Schmerzen.	Berührung Bewegung	Ruhighalten	Hilfreich bei allgemeinem Schockzustand nach Verletzungen oder bei durch Überanstrengung bedingten Zerrungen.
Verstauchungen und Zerrungen, die sich durch fortgesetzte Bewegung bessern	Schmerzen nach anfänglicher Bewegung, die jedoch bei weiterer Bewegung deutlich besser werden. Besserung durch Wärme, Verschlimmerung durch Kälte. Durch Schmerzen bedingte Unruhe, besonders nachts.	Nachts Kälte und Feuchtigkeit Anfängliche Bewegung	Wärme in jeder Form Warme Bäder Fortgesetzte Bewegung	Rhus tox Dieses Mittel wird oftmals dann erforderlich, wenn das erste Stadium der Verletzung bereits durchlaufen wurde.

Typus	Allgemeine Symptome	schlechter durch	besser durch	Name des Mittels
Verstauchungen und Zerrungen, die sich bei jeder Bewegung deutlich verschlimmern	Um die betroffene Stelle ist die Haut rosig gerötet und geschwollen. Stechende Schmerzen, die bei Wärme schlimmer werden.	Leichte Bewegung Fortgesetzte Bewegung Leichte Berührung Wärme	Fester Druck Verletzte Stelle wird so weit wie möglich ruhiggestellt	Bryonia Wenn die Symptome übereinstimmen, sollte die Anwendung von Bryonia auf die Erstbehandlung mit Arnica folgen.
Bänderdehnung oder Sehnenzerrung in fortgeschrittenem Stadium	Affinität mit Verletzungen der Handgelenke und Knöchel. Anhaltende Schmerzen. Die Schwellung hat sich durch die Anwendung von Arnica und Rhus toxicodendron zunächst gebessert. Die Schmerzen verschlimmern sich bei Kälte und beim Liegen auf dem betroffenen Körperteil.	Kälte Ruhe Berührung Bewegung im Freien	Wärme Bewegung im Haus	Ruta
Verstauchungen, die sich durch Baden in kaltem Wasser bessern	Obwohl sich die verletzte Stelle kühl anfühlt, wird der Schmerz durch kalte Kompressen und kalte Bäder gelindert. Die Schmerzen gehen einher mit merklicher	Wärme Gehen Nachts	Kalte Bäder Ruhe	Ledum

Typus	Allgemeine Symptome	schlechter durch	besser durch	Name des Mittels
	Versteifung: Der betroffene Körperteil kann nur nach einem kalten Bad bewegt werden. Sehr starke verletzungsbedingte Schmerzen.			

Allgemeine Maßnahmen

Die folgenden Erste-Hilfe-Maßnahmen empfehlen sich zusätzlich zur Einnahme homöopathischer Mittel:

- Achten Sie darauf, daß die verletzte Stelle so wenig wie möglich bewegt wird, während Sie dort, wo es schmerzt, einen Eisbeutel anlegen. Legen Sie keinen Eisbeutel an, wenn die Haut verletzt ist.
- Legen Sie um den verletzten Bereich und etwas oberhalb eine Elastikbinde an, um das Gelenk ruhigzustellen und das Abklingen der Schwellung zu unterstützen.
- Legen Sie den verletzten Körperteil hoch, um die Zirkulation der Körperflüssigkeiten aufrechtzuerhalten und um die Entzündung zu lindern.
- Wenn kalte Kompressen keinen weiteren Nutzen mehr bringen (normalerweise ist das nach 24 bis 48 Stunden der Fall), sollten Sie warme Kompressen auflegen und warme Bäder vornehmen. Sie wirken nicht nur lindernd, sondern fördern auch die Flüssigkeitsabfuhr im Bereich der Verletzung und wirken der Entzündung entgegen.
- Wenn ein Gelenk nur leicht verletzt ist, kann vorsichtiges Massieren ebenfalls lindernd wirken.
- Fordern Sie Ihr Kind auf, den verletzten Bereich so weit

wie möglich ruhig zu halten, denn eine zu frühe oder zu starke Belastung verletzter Bänder und Sehnen kann weitere Schäden verursachen.

Wann ärztliche Hilfe erforderlich ist

Sie sollten professionelle Hilfe hinzuziehen, wenn einer der folgenden Fälle gegeben ist:

- Der verletzte Körperteil färbt sich bläulich oder fühlt sich kalt und taub an.
- Besondere Vorsicht ist geboten, wenn ein Kind auf seine gestreckte Hand gestürzt ist und sich dabei das Handgelenk verletzt hat. Es kommt dabei oft zu Brüchen der Handgelenk-Knochen, die nur von einem Fachmann von Verstauchungen und Zerrungen unterschieden werden können.
- Ausgeprägte Schwellungen und Schmerzen, die sich nicht durch Erste-Hilfe-Maßnahmen lindern lassen.
- Das Gelenk kann nicht gestreckt werden oder scheint gelockert oder verdreht zu sein.
- Ihr Kind kann das Gelenk nicht gebrauchen und auch 12 bis 24 Stunden nach dem Unfall nicht belasten.

Knochenbrüche

Typus	Allgemeine Symptome	schlechter durch	besser durch	Name des Mittels
Unmittelbar nachdem es zum Knochenbruch gekommen ist	Allgemeine Symptome eines Schocks, Traumas und Empfindlichkeit	Berührung Annäherung	Ruhe	Arnica

Typus	Allgemeine Symptome	schlechter durch	besser durch	Name des Mittels
	einer bestimmten Körperstelle. Das Kind wirkt möglicherweise benommen und weist Hilfe und Trost durch den Schock bedingt reflexartig zurück. Blutergüsse und Schwellung im Bereich der Verletzung.			
Vom Bruch herrührende heftige Schmerzen, jedoch kaum Schwellung	Starke anhaltende Schmerzen, verbunden mit allgemeinen Schocksymptomen und Schwächegefühl. Das Kind wirkt ganz in seinen Schmerz zurückgezogen.	Druck auf den verletzten Bereich Kälte	Ansprache, Ablenkung	Eupatorium perfoliatum
Knochenbrüche, die bereits eingerichtet worden sind	Angebracht, wenn anfängliche Schmerzen und Schwellung abgeklungen sind und es darum geht, die Knochenheilung zu beschleunigen.	Berührung		Symphytum Stellen Sie in jedem Fall sicher, daß die Knochen in die richtige Position gebracht worden sind, bevor Sie dieses Mittel anwenden.

Typus	Allgemeine Symptome	schlechter durch	besser durch	Name des Mittels
Brüche, die auch nach der Gabe von Symphytum schlecht heilen	Langsame Knochenheilung, die mit Schmerzen und einem Gefühl der Taubheit und Versteifung des gebrochenen Körperteils einhergeht.	Kälte	Wärme Ruhe	Calc phos

Allgemeine Maßnahmen

Die folgenden Erste-Hilfe-Maßnahmen empfehlen sich zusätzlich zur Einnahme homöopathischer Mittel:

- Wenn Sie vermuten, daß Ihr Kind einen Knochenbruch erlitten hat, stellen Sie den verletzten Bereich so weit wie möglich ruhig, während Sie professionelle Hilfe aufsuchen. Anzeichen für einen Knochenbruch sind:
  - Schwellung,
  - Schmerzen schon bei der geringsten Berührung und Bewegung,
  - Verdrehung des betroffenen Körperteils.
- Üben Sie keinen Druck auf Teile des Körpers aus, die gebrochen sein könnten, und bewegen Sie diese nicht unnötigerweise. Dies kann zu weiteren Schäden und einem Schock führen.
- Wenn die Haut unverletzt ist, verwenden Sie Eisbeutel, um der Schwellung entgegenzuwirken.

Wann ärztliche Hilfe erforderlich ist

Sie sollten professionelle Hilfe hinzuziehen, wenn einer der folgenden Fälle gegeben ist:

- Jegliche Anzeichen eines Schocks. Dazu gehören:
- Schwächegefühl;
- feuchte, kalte Haut.;
- blasse oder bläuliche Färbung der Haut;
- Bewußtlosigkeit;
- ernsthafte Verletzungen an Hals, Rücken, Oberschenkeln oder Becken;
- größere Blutergüsse oder Blutungen unter der Haut im Bereich der Verletzung.
- Wenn Sie einen Knochenbruch vermuten, sollten Sie **in jedem Fall** einen Arzt aufsuchen.

Verbrennungen

Typus	Allgemeine Symptome	schlechter durch	besser durch	Name des Mittels
Verbrennungen ersten Grades	Die Haut ist gerötet und brennt. Stechende Schmerzen.	Berührung		Urtica urens Das Mittel sollte innerlich verabreicht werden, kann jedoch auch in **verdünnter** Form als Tinktur oder Crème auf die Haut aufgetragen werden. Auch Calendula oder Combudoron (TM) kommen hier in Frage (als verdünnte Tinktur, Lotion oder Salbe).

Typus	Allgemeine Symptome	schlechter durch	besser durch	Name des Mittels
Verbrennungen zweiten Grades	Es bilden sich rote Blasen, die stechend wehtun.			Verwenden Sie verdünnte Hypericum-Tinktur und Urtica urens innerlich. Sobald die Bläschen aufplatzen, verwenden Sie verdünnte Calendula-Tinktur.
Schwere Verbrennungen zweiten Grades	Große Blasen, wunde Haut. Brennen, heftige schneidende Schmerzen. Hochakute, sehr schmerzhafte Entzündung.	Wärme Bewegung	Kälte	Cantharis
Schwere Verbrennungen zweiten Grades	Zittern, verbunden mit ziehenden Schmerzen.	Zugluft	Gleichbleibende Temperatur	Causticum Angezeigt zur Behandlung der Folgen einer Verbrennung tieferer Hautschichten oder wenn es darum geht, ältere Verbrennungen zu heilen, die immer noch wehtun.

Allgemeine Maßnahmen

Die folgenden Erste-Hilfe-Maßnahmen empfehlen sich zusätzlich zur Einnahme homöopathischer Mittel:

- Kleinere Verbrennungen ersten Grades können Sie selbst behandeln. Auch bei Verbrennungen zweiten Grades, die nur geringen Schaden angerichtet haben, ist eine Selbstbehandlung möglich. Ausgedehntere Verbrennungen jedoch (der verletzte Hautbereich ist größer als ein Zehn-Pfennig-Stück) oder Verbrennungen dritten Grades **erfordern schnellstmöglich professionelle Hilfe.**
- Bei unkomplizierten Verbrennungen sollten Sie die verletzte Haut kühlen, indem Sie den betroffenen Körperteil in kaltes Wasser tauchen oder unter fließendes kaltes Wasser halten.
- Wenn sich Blasen gebildet haben, sollten Sie darauf achten, daß diese nicht aufplatzen, weil in diesem Fall das Risiko einer Infektion besteht. Falls eine Blase von selbst aufplatzen sollte, behandeln Sie die betroffene Stelle mit Calendula-Lotion oder verdünnter Hypericum-Calendula-Tinktur, um einer Infektion vorzubeugen.
- Versuchen Sie nicht, Kleidungsstücke von einer Verbrennung dritten Grades zu entfernen. Fordern Sie unverzüglich ärztliche Hilfe an, und beruhigen Sie Ihr Kind so gut Sie können. Sollten Anzeichen eines Schocks auftreten, schauen Sie in der entsprechenden Tabelle nach möglichen Mitteln.

Wann ärztliche Hilfe erforderlich ist

Sie sollten professionelle Hilfe hinzuziehen, wenn einer der folgenden Fälle gegeben ist:

- Verbrennungen dritten Grades;
- Anzeichen eines Schocks. Dazu zählen:
  - Verwirrung oder Bewußlosigkeit;
  - unregelmäßige oder flache Atmung;
  - Frieren und Blässe;
- Anzeichen einer Infektion im Bereich der Verbrennung wie Rötung der Haut, Schwellung oder Eiterbildung.

Mit Hilfe einiger grundsätzlicher Maßnahmen können Sie Verbrennungen vorbeugen. Wenn sie auch keine hundertprozentige Sicherheit garantieren, so tragen sie doch dazu bei, Ihr Kind vor gefährlichen Verbrennungen und Verbrühungen zu schützen.

- Kleine Kinder sollten sich während des Kochens nicht in der Küche aufhalten.
- Drehen Sie die Stiele und Griffe der Töpfe, die Sie auf dem Herd stehen haben, von der Herdkante weg, damit die Kinder nicht den Inhalt der Töpfe über sich selbst ausleeren können.
- Die Kabel von Elektrogeräten sollten so kurz wie möglich und außerhalb der Reichweite von Kindern sein.
- Achten Sie bei allgemeinen Haushaltsarbeiten darauf, lediglich heißes, nicht aber kochendes Wasser zu verwenden. Prüfen Sie **immer** die Temperatur des Badewassers für Ihr Kind, bevor es in die Wanne steigt. Heizkörper sollten niemals so heiß sein, daß ein Kind sich verbrennen könnte, falls es dagegen fiele.
- Gefäße, die heiße Getränke enthalten, gehören ebensowenig in die Reichweite von Kindern wie in die von Haustieren, die sie umstoßen könnten.
- Bewahren Sie Reinigungsmittel, ätzende Substanzen und alle anderen gefährlichen Chemikalien in einem abschließbaren Schrank auf – oder auf Regalbrettern, die so hoch angebracht sind, daß Ihr Kind sie nicht erreichen kann.

Schock

Typus	Allgemeine Symptome	schlechter durch	besser durch	Name des Mittels
Schock, der mit einem allgemeinen Trauma einhergeht, nach einem Unfall oder wenn sich das Kind verletzt hat	Unmittelbar erforderlich nach körperlichen Verletzungen, bei denen es zu Quetschungen oder Blutergüssen gekommen ist.	Hilfe und Trost Berührung	Hinlegen, so daß der Kopf tiefer als der Körper liegt	Arnica Schwellungen, schmerzhafte Blutergüsse, möglicherweise Verletzungen an Kopf und Hals legen dieses Mittel nahe.
Schock, verbunden mit Angst und Unruhe	Schock nach körperlichem oder seelischem Trauma durch Schmerzen und heftigen Schreck. Schnelle Atmung und Herzklopfen, gleichzeitig befindet sich das Kind in einem sehr verängstigten Zustand. Es schwitzt stark und zittert merklich.	Kälte Laute Geräusche Licht	Ruhe Frische Luft	Acon
Schock, drohende Bewußtlosigkeit	Ausgeprägtes Verlangen nach frischer Luft oder danach, daß man dem Kind kühle Luft zufächelt, was als lindernd empfunden wird. Die Haut des Kindes fühlt sich feuchtkalt an und ist sehr	Enganliegende Kleidung Wärme Abgestandene Luft	Kühle, frische Luft Zufächeln von kühler Luft Beine hochlegen	Carbo veg

Typus	Allgemeine Symptome	schlechter durch	besser durch	Name des Mittels
	blaß. Schwerer Schockzustand mit flacher Atmung und bläulicher Färbung der Haut.			

Wann ärztliche Hilfe erforderlich ist

Wenn Ihr Kind sich in einem Schockzustand befindet, **rufen Sie so schnell wie möglich einen Arzt.** Während Sie auf den Arzt warten, können Sie folgende Maßnahmen anwenden:

- Beruhigen Sie Ihr Kind so gut Sie können.
- Lockern Sie gegebenenfalls enganliegende Kleidung am Hals, um den Brustkorb und in der Taille.
- Vermeiden Sie starke Temperaturwechsel von heiß zu kalt.
- Wenn Sie befürchten, daß Ihr Kind eine schwerwiegende Verletzung erlitten hat, sollten Sie es auf keinen Fall bewegen.
- Legen Sie Ihr Kind vorsichtig so hin, daß die Beine höher liegen als der Körper.

Insektenstiche

Typus	Allgemeine Symptome	schlechter durch	besser durch	Name des Mittels
Insektenbisse und -stiche, die durch Baden in kaltem Wasser gelindert werden	Die betroffene Stelle fühlt sich kühl an und ist stark gerötet und geschwollen. Stechende, kribbelnde	Wärme	Kälte	Ledum

Typus	Allgemeine Symptome	schlechter durch	besser durch	Name des Mittels
	Schmerzen werden durch kalte Bäder und Kompressen merklich gelindert.			
Stark geschwollene, heiße, gerötete Schwellungen um den Stich oder Biß	Starke Abwehrreaktion gegen jede Art von Wärme. Starke Schmerzen im Bereich des Stiches, der sich heiß anfühlt, rot und geschwollen ist. Die Beschwerden werden durch Kälte deutlich gelindert.	Wärme Berührung	Kälte in jeder Form	Apis Dieses Mittel ist auch dann angezeigt, wenn das Kind von dem Stich oder Biß einen Nesselausschlag bekommt.
Große, juckende Mückenstiche	Die Stiche verursachen heftige, stechende Schmerzen. Das Kind ist wütend und körperlich und seelisch sehr reizbar, bedingt durch die Beschwerden, die die Stiche verursachen.	Berührung	Ruhe Wärme	Staphysagria
Nesselausschlag, der sich nach einem Stich entwickelt	Deutlich hervortretende rote Bläschen, die stechen und stark brennen. Starker, quälender Juckreiz.	Bäder in kaltem Wasser Berührung		Urtica urens

Allgemeine Maßnahmen

Zusätzlich zur Anwendung homöopathischer Mittel nach der Entfernung des Stachels sollten Sie Ihr Kind beruhigen und kalte Kompressen auf die betroffene Stelle auflegen.

- Den Stachel können Sie mit einer Pinzette entfernen. Dabei sollte eine andere Person das Kind festhalten und es trösten, denn häufig sind Kinder nach einem Insektenstich verängstigt und haben Schmerzen. Denken Sie daran, daß bei einem Wespenstich kein Stachel zurückbleibt.
- Versuchen Sie nicht, den Stich auszudrücken; das würde nur dazu führen, daß das Insektengift tiefer in die Haut eindringt.
- Baden Sie den betroffenen Bereich in verdünnter Urtica-urens-Tinktur und geben Sie außerdem ein homöopathisches Mittel zur innerlichen Einnahme.

Wann ärztliche Hilfe erforderlich ist

Sie sollten professionelle Hilfe hinzuziehen, wenn einer der folgenden Fälle gegeben ist:

- Wenn ihnen bekannt ist, daß Ihr Kind auf Wespen- oder Bienenstiche allergisch reagiert, geben Sie ihm Apis C30 und rufen sie unverzüglich einen Arzt. Anzeichen für eine allergische Reaktion sind:
- blasse oder gräulich gefärbte Haut;
- feuchte, kalte Haut;
- schwacher oder beschleunigter Puls;
- Keuchen oder Gähnen;
- Benommenheit oder Bewußtlosigkeit.

Das Auftreten dieser Situation ist ein **schwerer Notfall**, der sofortige ärztliche Hilfe erfordert.

- Falls Ihr Kind von einem Insekt in den Mund gestochen wurde, rufen Sie sofort Hilfe. Wenn Ihr Kind bei Bewußtsein ist, lassen Sie es Eiswasser nippen oder einen Eiswürfel lutschen. Flößen Sie Ihrem Kind **keinesfalls** etwas zu trinken ein, wenn es bewußtlos ist.
- Wenn im Bereich des Mundes oder des Rachens eine Schwellung auftritt, die sich rasch vergrößert.

Zahnprobleme

Typus	Allgemeine Symptome	schlechter durch	besser durch	Name des Mittels
Angst vor dem Zahnarzt	Zunehmende Angst, je näher der Zahnarzttermin rückt. Das Kind ist sehr unruhig und furchtsam. Es wirkt hoffnungslos und zittert vor Angst. Spezifische Angst vor Schmerzen, die es nicht ertragen kann.	Nachts	Ruhe	Acon
Schmerzen und Symptome eines allgemeinen Traumas nach dem Zahnarztbesuch		Berührung		Arnica Das erste angezeigte Mittel, wenn der gesamte Mund etwa nach dem Bohren wund ist und wehtut. Wenn nach dem Zähneziehen

Typus	Allgemeine Symptome	schlechter durch	besser durch	Name des Mittels
				geringfügige Blutungen auftreten, sollten Sie ein anderes Mittel als Arnica wählen, das den Heilungsprozeß beschleunigt.
Nervenschmerzen, die vom Bohren oder Zähneziehen herrühren	Heftige, typisch stechende Schmerzen, die von der betroffenen Stelle aus weiter ausstrahlen.	Kälte Berührung	Zurücklehnen des Kopfes	Hypericum Hilfreich, wenn der Schmerz von der Einstichstelle der Betäubungsspritze kommt.
Schmerzen durch den Einstich der Betäubungsspritze	Lokal begrenzte Schwellung und Rötung um die Einstichstelle. Stechende, kribbelnde Schmerzen, die durch Kälteeinwirkung merklich gelindert werden. Evtl. fühlt sich die betroffene Stelle kühl an.	Wärme	Kälteanwendungen Spülen mit kaltem Wasser	Ledum
Schmerzen nach dem Bohren oder Zähneziehen, die mit Reizbarkeit und Überempfindlichkeit einhergehen	Das Kind ist unfreundlich, schlecht gelaunt und wegen der Schmerzen sehr reizbar. Es reagiert sehr empfindlich auf Kälte und möchte es	Kälte Berührung Anregung	Ein ruhiges Schläfchen Wärme	Nux vomica

Typus	Allgemeine Symptome	schlechter durch	besser durch	Name des Mittels
	warm haben sowie am liebsten alleine sein und in Ruhe gelassen werden, damit es schlafen kann.			
Tiefsitzende, anhaltende Schmerzen, die sich durch die Anwendung von Arnica nicht gebessert haben	Schmerzen sitzen tief im Bereich des Kieferknochens.	Kälte	Wärme	Ruta Angezeigt, wo die Blutung nach dem Zähneziehen zu schwach und die Mundhöhle trocken war. Das am besten geeignete Mittel zur Behandlung von Beschwerden, die erst einige Zeit nach der Zahnbehandlung auftreten.
Übelkeit oder Erbrechen nach der Betäubung oder ausgiebige Blutungen	Das Kind ist ängstlich, es muß sich übergeben oder blutet. Beruhigung und Trost bringen Erleichterung. Es möchte kalte Getränke haben, die es jedoch wieder erbricht, nachdem sie im Magen gewärmt wurden. Ausgiebige Blutungen aus einer kleinen Wunde	Anstrengung Warmes Essen oder warme Getränke	Liebevolle Zuwendung Massage Kalte Getränke	Phosphor

Typus	Allgemeine Symptome	schlechter durch	besser durch	Name des Mittels
Heftige, scharfe, stechende Schmerzen nach der Zahnbehandlung	Oft erforderlich nach dem Zähneziehen, besonders dann, wenn das Zahnfleisch in Mitleidenschaft gezogen ist. Stechende, scharfe Schmerzen. Nach dem Zahnarztbesuch ist das Kind wütend und unwillig.	Kalte Getränke Berührung	Wärme Ruhe	Staphysagria

Allgemeine Maßnahmen

Die folgenden Maßnahmen können zusätzlich zur Einnahme homöopathischer Mittel eingesetzt werden:

- Versuchen Sie, dem Kind die Angst vor dem Zahnarztbesuch zu nehmen, indem Sie ihm in aller Ruhe so genau wie möglich erklären, was bei einer Routineuntersuchung passiert.
- Bleiben Sie während der Behandlung bei Ihrem Kind. Sie wissen am besten, wie Sie Ihr Kind beruhigen können – ob durch Ansprache, indem Sie seine Hand halten oder ihm sein Lieblings-Schmusetier geben.
- Wenn Ihr Kind sich nach der Zahnbehandlung schwach fühlt, schicken Sie es nicht gleich wieder in die Schule, sondern geben Sie ihm genügend Zeit, sich zu erholen. Auch mit allen anderen Aktivitäten, die Ihr Kind ermüden oder erschöpfen könnten, sollten Sie eine Zeitlang warten.

- Wenn Sie befürchten, daß der Mund Ihres Kindes nicht richtig heilt oder wenn Schmerzen länger als erwartet anhalten, rufen Sie den Zahnarzt an und bitten Sie ihn um Rat.
- Um den Heilungsprozeß zu beschleunigen und als milde Wundspülung lösen Sie 40 Tropfen Calendula- oder Calendula-Hypericum-Tinktur in ca. 150 ml kaltem, abgekochtem Wasser auf und lassen Ihr Kind ein paar Tage lang alle paar Stunden seinen Mund damit spülen. Dies trägt auch dazu bei, einer Infektion vorzubeugen.

Kapitel 4

Ansteckende Kinderkrankheiten

Bei der Behandlung von Kinderkrankheiten wie Mumps, Windpocken und Masern spielt die Homöopathie eine sehr positive Rolle. Die Schulmedizin hat in diesen Fällen wenig mehr zu bieten als die maßvolle Anwendung von schmerzstillenden Mitteln und lindernden Einreibungen. Die sachgemäße Anwendung homöopathischer Mittel kann Ihrem Kind dabei helfen, die verschiedenen Stadien der Krankheit schneller und mit einem Minimum von Beschwerden und Komplikationen hinter sich zu bringen. Symptome wie hohes Fieber, allgemeines Unwohlsein und juckende Haut können durch den Einsatz der richtigen homöopathischen Arznei gelindert werden. Vor allem bei juckender Haut kann die Verwendung von homöopathischen Lotionen, Crèmes, Salben oder verdünnten Tinkturen zusätzlich zu innerlichen Einnahme eines Mittels große Erleichterung bringen.

Auch wenn homöopathische Arzneien eher die körpereigenen Abwehrkräfte stimulieren als direkt gegen einen Krankheitserreger zu wirken, sind ansteckende Kinderkrankheiten für den Homöopathen keineswegs problematischer als irgendeine andere Erkrankung. Homöopathische Arzneien sind in diesem Zusammenhang nicht den gleichen Beschränkungen unterworfen wie konventionelle Medikamente, denn sie regen den Körper dazu an, die Infektion zu bekämpfen, ganz gleich, ob diese durch Viren oder durch Bakterien verursacht wurde.

Impfen oder nicht? Die Kontroverse

Die Schulmedizin wendet neben anderen Mitteln auch Impfungen an, um die Ausbreitung und Virulenz von Kinderkrankheiten unter Kontrolle zu bekommen. Neben gesunder Ernährung und sorgfältiger Pflege, die als wichtige Maßnahmen dafür angesehen werden, dem Kind bei der Bekämpfung infektiöser Krankheiten zu helfen, stellen Schulmediziner vor allem die Impfung als zentralen Faktor für die Vorbeugung ernsthafter Komplikationen dar.

Es ist im Rahmen dieses Kapitels nicht möglich, die Vor- und Nachteile von Impfungen detailliert zu erörtern. Eltern sollten jedoch wissen, daß es neben so beunruhigenden Auseinandersetzungen wie derjenigen um die möglichen neurologischen Schäden durch Impfungen noch andere Nachteile dieser Art von Vorbeugung geben kann. Abgesehen von der Frage, ob Impfungen tatsächlich einen wirksamen Langzeit-Schutz vor Infektionen bieten oder der unbezweifelbaren historischen Tatsache, daß Impfungen bei der Zurückdrängung infektiöser Krankheiten eine relativ geringfügige Rolle gespielt haben, stellen sich weitere Fragen, so zum Verhältnis einer auf natürlichem Wege erworbenen Immunität zu einer durch Impfung hervorgerufenen Immunreaktion. Viele Homöopathen sind der Ansicht, daß die letztere bei Kindern zu chronischen Beschwerden wie wiederholten Ohrenentzündungen, Hautausschlägen und Allergien führen kann.

Weil das Thema Impfung verknüpft ist mit Besorgnis, Schuldgefühlen und Verwirrung, ist es für Sie besonders wichtig, sich soviel faktisches Wissen wie möglich anzueignen, um Ihre Entscheidung zu treffen. Im Handel sind einige sehr gute Bücher erhältlich, mit deren Hilfe Sie sich die nötigen Informationen verschaffen können.

Wenn Sie in dieser Frage einen Homöopathen konsultieren, sollten Sie sich mit ihm ausführlich darüber unterhalten, was die Homöopathie Ihnen für den Fall, daß Ihr Kind eine der Kinderkrankheiten bekommen sollte, zu bieten hat. Ebenso wichtig ist es, die Vor- und Nachteile von Impfungen mit Ihrem Hausarzt zu besprechen, nachdem Sie sich alle notwendigen Informationen verschafft haben.

Sie finden eine Liste der wichtigsten Bücher zu diesem Thema unter der Überschrift **Literatur** am Schluß dieses Buches.

Die richtige homöopathische Arznei auswählen

Wenn Sie dieses Kapitel aufgeschlagen haben, weil Ihr Kind Windpocken im Anfangsstadium hat, finden Sie folgendermaßen heraus, welches Mittel Ihrem Kind am meisten helfen kann:

- Schlagen Sie die Tabelle zu **Windpocken** auf und lesen Sie die linke Spalte der Tabelle unter der Überschrift **Typus**, um zu sehen, welche der beschriebenen Kategorien am besten zu den Symptomen Ihres Kindes paßt. Wenn Ihr Kind sich heiß anfühlt, wenn seine Haut gerötet und seine Körpertemperatur erhöht ist, ist möglicherweise „Windpocken, die mit heißer, geröteter Haut und erhöhter Körpertemperatur einhergehen" die am besten passende Kategorie.
- Prüfen Sie die Spalte **Allgemeine Symptome** daraufhin, ob die dort beschriebenen Symptome zu denjenigen Ihres Kindes passen. Wenn seine Haut hellrot, heiß und trokken ist und es Schwierigkeiten beim Einschlafen hat, sind Sie möglicherweise auf der richtigen Spur. Wenn dies nicht der Fall ist, prüfen Sie andere Möglichkeiten.
- Lesen Sie die Spalten **schlechter durch** und **besser durch** und prüfen Sie, ob ihr Inhalt ebenfalls zum Zustand Ihres

Kindes paßt. Vergessen Sie nicht, daß diese Spalten nicht nur aufführen, was die Symptome der aktuellen Erkrankung verbessert oder verschlechtert, sondern auch, wodurch das Befinden Ihres Kindes ganz allgemein verbessert oder verschlechtert wird. Wenn Sie also notiert haben, daß es Ihrem Kind viel besser geht, wenn es in Ruhe gelassen wird und daß es sehr empfindlich auf Lärm und helles Licht reagiert, wird vermutlich Belladonna das am besten passende Mittel sein.

- Prüfen Sie die **Arzneibilder** am Schluß des Buches daraufhin, ob das von Ihnen gewählte homöopathische Mittel die Symptome Ihres Kindes in zufriedenstellender Weise abdeckt. Seien Sie nicht beunruhigt, wenn Ihr Kind nicht alle Symptome aufweist, die in Verbindung mit Belladonna genannt werden: Denken Sie daran, daß Sie die größtmögliche Übereinstimmung des übergeordneten Symptombildes mit dem Ihres Kindes suchen. Sie benötigen dazu einige Leitsymptome: Belladonna ist z. B. nicht geeignet für ein Kind, bei dem Hitze, Unruhe und Fiebrigkeit und eine hohe Körpertemperatur nicht plötzlich eingesetzt haben, sondern das zunächst nur blaß war, den Kopf hängen ließ und sich zurückzog und erst nach einiger Zeit über Schmerzen, Schüttelfrost und Fieber klagte. In dieser Situation ist ein Mittel wie Gelsemium möglicherweise eher angebracht: Es paßt besser zu den Symptomen und ist ein häufig verordnetes Mittel, wenn sich grippeähnliche Symptome eher langsam entwickelt haben.

Wenn Sie wissen wollen, wie Sie Ihrem Kind das von Ihnen gewählte Mittel am besten verabreichen, schlagen Sie in Kapitel 2 unter *Wie Sie Ihrem Kind homöopathische Arzneien verabreichen können* nach; gehen Sie so vor wie dort angegeben.

Mumps

Typus	Allgemeine Symptome	schlechter durch	besser durch	Name des Mittels
Plötzlicher Beginn der Krankheit mit hohem Fieber und trokkener Haut	Am wirksamsten im Frühstadium der Krankheit. Das Kind ist sehr fiebrig und hat trokkene Haut, die die Hitze abstrahlt. Die Drüsen sind rot, entzündet und sehr berührungsempfindlich. Trockener, wunder Hals und Schluckbeschwerden; zum Trinken muß sich das Kind nach vorne beugen. Gewöhnlich hat es keinen Durst. Pochende Kopfschmerzen, stechende Schmerzen in den Drüsen.	Berührung und geringfügigster Druck Kalte Luft Schlimmer auf der rechten Seite Den Kopf neigen, sich bükken Licht Laute Geräusche	Ruhe Warme Räume Mit abgestütztem Rücken im Bett sitzen	Belladonna
Frühstadium der Erkrankung mit merklicher Angst und Unruhe	Plötzlicher Einsatz schwerer Symptome. Ein normalerweise ruhiges Kind wird durch Fieber und Schmerzen wütend und ängstlich. Gegen Abend werden die Symptome	Liegen auf der Seite, die wehtut Gegen Abend Der Kälte ausgesetzt sein	Frische Luft Ruhe	Acon

Typus	Allgemeine Symptome	schlechter durch	besser durch	Name des Mittels
	schlimmer. Die Schmerzen werden schlimmer, wenn die Bettdecke verrutscht oder das Kind auf eine andere Art kalter Luft ausgesetzt wird. Durch das Fieber ist das Kind durstig.			
Die Drüsen sind merklich geschwollen, das Kind reagiert empfindlich auf Hitze	Auch die Augenlider sind hellrot geschwollen. Heftige, stechende Schmerzen, die sich durch Wärme deutlich verschlimmern und durch Kälte gelindert werden. Das Kind ist durch die Krankheit anhaltend nervös und unruhig.	Beim Hinlegen Nach dem Schlafen Wärme	Kälte Kühle Luft Die Lage wechseln	Apis
Die Symptome verschlimmern sich bei der geringsten Bewegung	Unmerkliche Entwicklung der Symptome; die Erkrankung ist zunächst nicht erkennbar. Das Kind ist lethargisch, reizbar und meidet soziale Kontakte: Es möchte am liebsten alleine	Wärme Anstrengung Bewegung	Ruhe Schwitzen Kalte Getränke	Bryonia

Typus	Allgemeine Symptome	schlechter durch	besser durch	Name des Mittels
	gelassen werden. Besondere Empfindlichkeit bei der geringsten Bewegung. Kopfschmerzen und Verstopfung bei gleichzeitiger Schwellung der Drüsen. Trockene Lippen und auffallender Durst, wobei das Kind kalte Getränke vorzieht.			
Schmerzen auf der linken Seite oder von der linken auf die rechte Seite übergehend	Ziehende und pochende Schmerzen in den Drüsen, die nach dem Schlafen schlimmer sind. Das Kind will auf keinen Fall am Hals berührt werden. Kleidungsstücke, die den Hals berühren, lehnt es ab. Starke Schmerzen und Schwellung in den linksseitigen Drüsen. Die Schwellung tut sehr weh und verursacht starke Beschwerden.	Linke Seite Beim Aufwachen Berührung Druck von Kleidungsstücken auf den Hals Trockenes Schlucken	Schlucken beim Essen Kalte Getränke Frische Luft	Lachesis

Typus	Allgemeine Symptome	schlechter durch	besser durch	Name des Mittels
Schmerzhaftes Druck- und Spannungsgefühl in den Drüsen, die sich hart anfühlen	Sehr schmerzhafte, steinhart geschwollene Drüsen unterhalb des Kiefers und bis in die Nähe des Ohrläppchens. Schwierigkeiten beim trockenen Schlucken: Stechende Schmerzen bis zu den Ohren. Durch die Krankheit bedingte Gesichtsblässe.	Nachts Im warmen Bett Kälte und Feuchtigkeit Schlucken	Wärme im allgemeinen	Phytolacca
Krankheitsbedingtes Schwächegefühl und Schwitzen	Geschwollene Mandeln und durch die Schwellung der Drüsen bedingtes Steifheitsgefühl im Kiefer. Rückseite des Halses ist trokken, im Mund befindet sich deutlich mehr Speichel als sonst. Durch die Schwellung der Drüsen Schwierigkeiten beim Sprechen. Das Kind ist durstig und hat ein gerötetes, verschwitztes Gesicht.	Kälte Nach dem Schwitzen Linke Seite		Jaborandi

Typus	Allgemeine Symptome	schlechter durch	besser durch	Name des Mittels
Mumps, begleitet von übelriechendem Atem, vermehrter Speichelbildung und starkem Schwitzen	Alle Symptome verschlimmern sich bei Anbruch der Nacht. Typischer süßlicher, unangenehmer, metallischer Geschmack im Mund mit schlecht riechendem Atem und geschwollener, vergrößerter Zunge.	Temperaturschwankungen Zugluft Schwitzen Nachts	Ruhe Gleichbleibende Temperatur	Merc sol Angebracht im späteren Stadium der Erkrankung, nachdem das Fieber seinen Höhepunkt erreicht hat.
Ausgeprägte nächtliche Unruhe mit auffälliger Empfindlichkeit gegen Feuchtigkeit und Kälte	Starke Schwellung der Drüsen, oft schlimmer auf der linken Seite. Nachts ist das Kind unruhig, bedingt durch Gliederschmerzen, niedergeschlagen und mutlos. Auf den Lippen können sich während der Erkrankung Herpesinfektionen billden. Deutliche Verschlimmerung durch jede Art von Kälte.	Feuchtigkeit und Kälte Nachts Stillhalten	Wärme Warm verpackt werden Baden in warmem Wasser Wenig Bewegung, die das Kind nicht anstrengt	Rhus tox

Typus	Allgemeine Symptome	schlechter durch	besser durch	Name des Mittels
Voll ausgebildete Symptome, die sich nicht bessern, bei gleichzeitiger Empfindlichkeit gegen Wärme	Symptome bessern sich nicht; das Kind ist weinerlich und braucht viel liebevolle Zuwendung. Möglicherweise wimmert es vor sich hin und beansprucht sehr viel Aufmerksamkeit. Trokkener Mund mit belegter Zunge, aber kein Durst. Deutliche Verschlimmerung durch Wärme, Besserung durch Kälte.	Stickige Räume Hinlegen Nachts Wärme im allgemeinen	Kühle, frische Luft Sachte Bewegungen Liebevolle Zuwendung und Aufmerksamkeit	Pulsatilla

Allgemeine Maßnahmen

Die folgenden Maßnahmen können zusätzlich zur Einnahme homöopathischer Mittel eingesetzt werden:

- Obwohl Sie Ihr Kind auffordern sollten, während der Erkrankung so viel wie möglich zu trinken, sollten Sie ihm keine säurehaltigen Getränke wie z. B. Orangensaft geben, da diese die Sekretion der Mandeln erhöhen und dadurch die für Mumps typischen Schmerzen verschlimmern. Orangen und Zitronensaft sind ebenso zu meiden wie stark gewürztes Essen und scharfe oder säuerliche Bonbons.

- Wenn Ihr Kind Schwierigkeiten hat, den Mund zu öffnen, geben Sie ihm zum Trinken einen Strohhalm.
- Wenn Ihr Kind Wärme als angenehm und schmerzlindernd empfindet, legen Sie warme Kompressen auf den schmerzenden Bereich auf. Sie können dazu ein warmes Tuch nehmen oder eine Wärmflasche, die Sie sorgfältig in ein Handtuch einwickeln.
- Geben Sie Ihrem Kind Suppen und Breie zu essen: Sie sind leichter zu verzehren und zu verdauen.
- Halten Sie Kinder mit Mumps im ansteckenden Stadium von Erwachsenen fern, die diese Krankheit noch nicht gehabt haben, denn eine Erkrankung im Erwachsenenalter kann Komplikationen mit sich bringen wie z. B. schmerzhafte Schwellungen der Hoden oder der Eileiter und Brüste.

Wann ärztliche Hilfe erforderlich ist

Sie sollten professionelle Hilfe hinzuziehen, wenn einer der folgenden Fälle gegeben ist:

- Das Hör- und Sehvermögen Ihres Kindes ist beeinträchtigt.
- Ihr Kind klagt über einen steifen Nacken, begleitet von Schwächegefühl oder Krämpfen.
- Bauchschmerzen, besonders, wenn es zum Erbrechen kommt.

Masern

Typus	Allgemeine Symptome	schlechter durch	besser durch	Name des Mittels
Frühes Stadium der Erkrankung mit merklicher Unruhe und Ängstlichkeit	Plötzliches, heftiges Einsetzen der Symptome. Symptome erscheinen oder werden schlimmer zu Beginn der Nacht. Das Kind hat große Angst vor Schmerzen, auf die es sehr empfindlich reagiert. Verstopfte Nase und sehr lichtempfindliche, gerötete Augen. Juckende, brennende Haut.	Wärme Nachts	Frische Luft	Acon
Frühes Stadium der Erkrankung mit rapidem Temperaturanstieg und sehr trockener, heißer Haut	Symptome entwickeln sich heftig und sehr schnell. Die Haut ist durch das Fieber hell gerötet und trocken, die Hitze strahlt von ihr ab. Das Kind ist sehr benommen und reizbar, kann jedoch nicht einschlafen. Beschleunigter Puls, Unruhe und pochende Kopfschmerzen	Ansprache Licht Laute Geräusche Kalte Luft	Ruhig im Bett liegen in halb aufgerichteter Position Warme Räume	Belladonna

Typus	Allgemeine Symptome	schlechter durch	besser durch	Name des Mittels
	Halsentzündung mit anhaltenden Schmerzen, die das Trinken erschweren.			
Masern mit Schwellung des Gesichts, der Augen und der Augenlider	Langsam sich bildender Hautausschlag, verbunden mit stechenden Schmerzen, die durch Baden in kaltem Wasser gelindert werden. Hitze verursacht allgemeines Unwohlsein. Der Ausschlag ist hellrosa, geschwollen und stark juckend; das Kind ist dadurch sehr nervös und unruhig. Die Augenlider sehen evtl. wie von Wasseransammlungen geschwollen aus.	Wärme Berührung Nach dem Schlafen	Kalte Bäder Kühle Luft. Sich bewegen	Apis
Langsam sich entwickelnde Symptome, verbunden mit starker Lethargie und Erschöpfung	Unmerkliche Entwicklung der Krankheit. Abwechselnd Fieber und erhöhte Temperatur mit Frösteln, Schmerzen und Zittern. Gerötetes,	Jede Art von Anstrengung	Frische Luft Beim Wasserlassen Wärme	Gelsemium

Typus	Allgemeine Symptome	schlechter durch	besser durch	Name des Mittels
	geschwollenes Gesicht mit hängenden Augenlidern. Das Kind ist schläfrig, lethargisch und apathisch; es will alleine gelassen werden.			
Masern, die besonders an den Augen Beschwerden verursachen	Lichtempfindlichkeit; die Augen sondern ständig ein brennendes, schmerzhaftes Sekret ab. Die Nase ist nur leicht entzündet. Nasen- und Augensymptome bessern sich an der frischen Luft. Heiserkeit, begleitet von einem trockenen Husten.	Abends Licht Wärme	Frische Luft Blinzeln und Augenreiben	Euphrasia
Fortgeschrittenes Stadium der Krankheit, in dem das Fieber seinen Höhepunkt überschritten hat und der Hautausschlag voll ausgebildet ist.	Trockener Mund, dabei jedoch kein Durst. Abwechselnd trockener und lockerer Husten: Nachts trocken, beim Aufwachen locker. Nicht brennendes, dickflüssiges, grünlich-gelbes Sekret. Das Kind	Ruhe Wärme Stickige Räume Essen	Leichte Bewegung Kühle, frische Luft Kühle Bäder Zuwendung	Pulsatilla

Typus	Allgemeine Symptome	schlechter durch	besser durch	Name des Mittels
	ist krankheitsbedingt weinerlich und anhänglich. Der Hautausschlag verschlimmert sich durch Wärme.			
Die Symptome entwickeln sich langsam, bei starkem Husten	Trockener Husten, der im Brustkorb schmerzt und von einem Kribbeln und einer Reizung im Kehlkopf herrührt. Das Kind hat großen Durst und verlangt kalte Getränke. Es hat einen trockenen Mund. Bewegung verschlimmert die Beschwerden. Kopfschmerzen, die beim Husten schlimmer werden. Durch die Krankheit ist das Kind reizbar und leidet unter Verstopfung.	Bewegung Sich erhitzen Essen Aufrecht sitzen	Stille Ruhe Kühle, frische Luft Kalte Getränke Fester Druck	Bryonia

Allgemeine Maßnahmen

Die folgenden Maßnahmen können zusätzlich zur Einnahme homöopathischer Mittel eingesetzt werden:

- Wenn ihr Kind sehr lichtempfindlich ist, sollten Sie die Lichteinstrahlung so gering wie möglich halten, indem sie das Licht dämpfen und die Vorhänge zuziehen.
- Zwingen Sie Ihr Kind nicht zum Essen, wenn es keinen Hunger hat, besonders bei Fieber. Stellen Sie jedoch sicher, daß Ihr Kind so viel wie möglich trinkt, um einer Dehydration vorzubeugen. Wenn Ihr Kind Appetit verspürt, sollte Sie ihm besonders leichte und gut verdauliche Nahrung geben.
- Vermeiden Sie schweres, schwer verdauliches Essen und versuchen Sie, Ihrem Kind Suppen, klare Brühe und Breie schmackhaft zu machen.

Wann ärztliche Hilfe erforderlich ist

Sie sollten professionelle Hilfe hinzuziehen, wenn einer der folgenden Fälle gegeben ist:

- Schwierigkeiten beim Atmen;
- gleichbleibend hohes Fieber, begleitet von Erschöpfung oder Lethargie;
- starke Kopfschmerzen, verbunden mit Erbrechen;
- Infektion der Augen;
- Masern bei einem unter sechs Monate alten Kind;
- hartnäckiger Husten, der sich trotz aller Gegenmaßnahmen, die Sie anwenden, nicht bessert;
- Fieber, das nicht von selber sinkt, wenn der Hautausschlag sich bildet;
- Blutungen aus den Körperöffnungen oder unter der Haut.

Windpocken

Typus	Allgemeine Symptome	schlechter durch	besser durch	Name des Mittels
Trockene, heiße, hellrote Haut bei plötzlich einsetzendem Fieber	Heftiger und abrupter Einsatz der Symptome. Das Kind fiebert; sein Puls ist stark beschleunigt, und es hat pochende Kopfschmerzen, die es am Schlafen hindern. Es ist sehr schlecht gelaunt und reagiert empfindlich auf Ruhestörungen. Seine Haut fühlt sich sehr heiß und trocken an und ist gerötet. Nur der Bereich um den Mund des Kindes ist blaß.	Helles Licht Laute Geräusche Gestört werden Der Kälte ausgesetzt sein	Bei abgestütztem Rücken halb aufrecht im Bett liegen In Ruhe gelassen werden	Belladonna
Frühes Stadium der Krankheit mit Fieber und merklicher Unruhe	Die Symptome entwickeln sich sehr schnell, das Fieber ist von quälender Unruhe begleitet. Durch das Fieber ist es durstig, ohne jedoch zu schwitzen. Es schreit und zeigt Anzeichen von Panik, bedingt durch die	Bei Anbruch der Nacht Warme Räume Der Kälte ausgesetzt sein	Frische Luft Schlaf Nach dem Schwitzen	Acon

Typus	Allgemeine Symptome	schlechter durch	besser durch	Name des Mittels
	Beschwerden und die Angst.		-	
Windpocken, die von Frösteln und merklicher Unruhe begleitet sind	Das Kind ist krankheitsbedingt sehr ängstlich: Es braucht viel Beruhigung und Gesellschaft. Der juckende, brennende Hautausschlag wird durch Wärme gelindert, durch Kälte verschlimmert. Großflächiger Hautausschlag, der eitrig aussieht. Bei Anbruch der Nacht fühlt sich das Kind besonders schlecht.	Anstrengung Kälte Allein sein Nachts	Wärme Schluckweises Trinken warmer Getränke Aufgestützt halb aufrecht im Bett liegen	Arsenicum alb
Stark juckender Hautausschlag, der schlimmer wird, wenn das Kind der Kälte ausgesetzt ist	Das Kind ist durch die Symptome sehr unruhig und wirkt hoffnungslos, besonders nachts im Bett. Wegen des Jukkens kann es nicht einschlafen. Das Kind ist eher mutlos und niedergeschlagen als ängstlich. Das Jukken wird durch warme Bäder gelindert.	Kratzen Im Bett Nachts Kälte	Mittlere Raumtemperatur Warme Bäder	Rhus tox

Typus	Allgemeine Symptome	schlechter durch	besser durch	Name des Mittels
Langsam sich entwickelnder Hautausschlag mit tiefsitzendem Husten	Rasselnder Husten bei gleichzeitig langsam sich entwickelndem Hautausschlag. Die Haut fühlt sich kühl an, der Ausschlag ist großflächig und hat eine bläuliche Färbung. Das Jucken ist nach dem Baden schlimmer, ebenso im warmen Bett. Die Zunge weist einen dicken, weißen Belag auf. Mit Beginn der Krankheit ist das Kind sehr schlecht gelaunt.	Wasser Abends Hinlegen	Kühle Luft Den Schleim abhusten	Ant tart
Windpocken, die mit geschwollenen Drüsen und starkem Schwitzen einhergehen	Übelriechender Atem und scharf riechender Schweiß. Schlechter, metallischer oder süßlicher Geschmack im Mund; gleichzeitig vermehrte Speichelbildung. Großflächiger Hautausschlag, der sehr eitrig ist und Wunden bildet.	Wärme Kälte Zu Beginn der Nacht	Ruhe bei gleichbleibender Raumtemperatur	Merc sol Angezeigt im fortgeschrittenen Stadium der Erkrankung.

Typus	Allgemeine Symptome	schlechter durch	besser durch	Name des Mittels
Niedriges Fieber, verbunden mit Weinerlichkeit und Anhänglichkeit	Geschwollene Drüsen bei hartnäckigem Fieber. Das Kind verlangt nach Aufmerksamkeit und spricht gut darauf an, wenn es sie bekommt. Es hat einen trockenen Mund, aber keinen Durst; es fröstelt bei gleichzeitiger Aversion gegen Wärme.	Wärme Ruhe Nachts Stickige, schlecht belüftete Räume	Kühle, frische Luft Liebevolle Zuwendung Kühle Bäder Leichte Bewegung	Pulsatilla Hilfreich, wenn die Symptome voll ausgebildet sind.

Allgemeine Maßnahmen

Die folgenden Maßnahmen können zusätzlich zur Einnahme homöopathischer Mittel eingesetzt werden:

- Schneiden Sie die Fingernägel Ihres Kindes so kurz wie möglich, damit es die Bläschen nicht aufkratzen kann. Auf diese Weise beugen Sie einer Infektion sowie der Bildung von Narben vor.
- Wenn die Bläschen verkrustet sind, sollten Sie nach dem Baden allzu festes Rubbeln mit dem Handtuch vermeiden und statt dessen die Haut vorsichtig trockentupfen, damit Sie die Krusten nicht beschädigen.
- Baden Sie Ihr Kind nicht in heißem Wasser, wenn der Hautausschlag sich gerade erst entwickelt: Das kann sehr unangenehm sein und das Jucken verstärken.
- Wenn nach dem Auftreten des Ausschlags die Haut sehr

stark juckt, kann ein Haferflocken-Bad sehr hilfreich sein. Statt Haferflocken können Sie dem Badewasser aber auch Hypericum-Calendula oder Urtica-urens-Tinktur hinzufügen. Darüber hinaus können Sie auch Baumwolltücher mit verdünnter Tinktur tränken und die Haut damit so oft wie möglich abwaschen.

- Geben Sie Ihrem Kind kein Aspirin, um das Fieber zu senken, weil dabei das Risiko besteht, daß Ihr Kind das Reye's-Syndrom entwickelt, eine schwerwiegende Erkrankung, die mit hohem Fieber, Erbrechen sowie Nieren- und Leberproblemen einhergeht.
- Es ist nicht notwendig, dem Kind ständig Nahrung anzubieten oder es gar zum Essen zu zwingen, wenn es keinen Hunger hat. Sorgen Sie dafür, daß es oft genug etwas trinkt, und sobald Ihr Kind wieder Appetit hat, bereiten Sie ihm leichte und gut verdauliche Mahlzeiten zu.

Wann ärztliche Hilfe erforderlich ist

Sie sollten professionelle Hilfe hinzuziehen, wenn einer der folgenden Fälle gegeben ist:

- entzündeter Hautausschlag, sehr starkes Jucken oder Blutungen unter der Haut;
- Windpocken bei einem Kind, das weniger als ein Jahr alt ist;
- schnelle, flache Atmung oder Erbrechen;
- starke Kopfschmerzen, steifer Nacken, Krämpfe und anhaltende Lethargie oder Schwäche;
- wenn sich auch an den Augen Bläschen bilden.

Keuchhusten

Typus	Allgemeine Symptome	schlechter durch	besser durch	Name des Mittels
Hustenanfälle, begleitet von kaltem Schweiß	Das Kind wird zu Beginn der Hustenanfälle rot, dann sehr blaß, wobei es sich feuchtkalt anfühlt. Rauher Hals und Brennen im Brustkorb. Das Kind lechzt förmlich nach frischer, kühler Luft. Der Husten ist anfänglich hart und trocken, später folgt reichlich Schleim.	Wärme Umhergehen Nachts	Zufächeln von kühler Luft Kühle, frische Luft	Carbo veg
Trockener, metallischer Husten, begleitet von Heiserkeit	Schwere, gewaltsame Hustenanfälle in schneller Folge. Der Husten beginnt, sobald das Kind sich hinlegt. Bellender Husten, der tief aus dem Bauch kommt.	Trinken Hinlegen Sprechen oder Lachen Wärme	Frische Luft Aktivität	Drosera
Hustenanfälle, die sich in stickigen Räumen verschlimmern	Beim Versuch, den Hals von Schleim zu befreien, beginnt das Kind zu husten. Es muß ständig schlukken. Hustenanfälle enden mit dem Erbrechen	Wärme Stickige Räume	Schluckweises Trinken von Wasser Kühle Räume	Coccus cacti

Typus	Allgemeine Symptome	schlechter durch	besser durch	Name des Mittels
	von Schleim, der in Fäden vom Mund des Kindes herunterhängt und den es nur schwer loswird.			
Keuchender, rasselnder Husten, verbunden mit Erstickungsanfällen	Das Kind versteift sich während der krampfartigen Hustenanfälle und bekommt kurzzeitig keine Luft mehr. Während eines Hustenanfalls färbt sich seine Haut evtl. bläulich. Die Anfälle enden mit Erstickungsanfällen und Erbrechen. Alle Symptome werden durch Bewegung erheblich verschlechtert. Evtl. Nasenbluten während der Hustenanfälle.	Bewegung Hinlegen Feuchte Luft	Ruhe Frische Luft Kalte Getränke	Ipecac
Keuchhusten mit Schleimbildung. Schleim löst sich gut	Der Brustkorb fühlt sich während der Hustenanfälle empfindlich an. Trockener, bellender Husten bei kalter Luft, der sich in warmen Räumen	Zugluft Kälte Hinlegen Nach Anstrengung	Mittlere Temperaturen Tagsüber Umhergehen	Kali carb

Typus	Allgemeine Symptome	schlechter durch	besser durch	Name des Mittels
	lockert. Würgen, gefolgt von Erbrechen. Während der krampfartigen Hustenanfälle beugt sich das Kind nach vorne, um sich so Erleichterung zu verschaffen.			
Den Hustenanfällen gehen Erstickungsgefühle voraus	Trockener Husten, begleitet von starkem Schnupfen. Nach den krampfartigen Hustenanfällen würgt das Kind fädenziehenden Schleim in seinen Mund. Ohne Bettdecke friert es, mit Decke ist es ihm zu heiß. Hustenanfälle in schneller Folge.	Einatmen Essen Luftveränderung	Wärme	Corallium rubrum
Husten mit anhaltenden Schmerzen im Brustkorb	Der Husten verschlimmert sich beim Schlafen und bei Bewegung. In Erwartung des Schmerzes schreit das Kind vor Beginn jedes Hustenanfalls. Während es	Anstrengung Feuchte Luft Kalte Luft Nachts	Ruhe	Arnica

Typus	Allgemeine Symptome	schlechter durch	besser durch	Name des Mittels
	hustet, hält es sich den Brustkorb, um den Schmerz zu verringern.			

Allgemeine Maßnahmen

Die folgenden Maßnahmen können zusätzlich zur Einnahme homöopathischer Mittel eingesetzt werden:

- Schauen Sie auch im Kapitel **Akute Erkrankungen bei Kleinkindern und Kindern** unter „Husten" nach. Sie finden dort weitere Maßnahmen dazu, wie Sie Ihrem Kind Erleichterung verschaffen können, auch wenn diese nicht speziell auf Keuchhusten bezogen sind.
- Beruhigen Sie Ihr Kind während der krampfartigen Hustenanfälle so gut wie möglich, indem Sie ganz ruhig mit ihm sprechen, es streicheln oder in den Arm nehmen. Die von Keuchen begleiteten, krampfartigen Hustenanfälle können für Eltern und Kinder gleichermaßen beängstigend sein, aber wenn Sie ängstlich und panisch reagieren, bekommt Ihr Kind noch schlechter Luft als ohnehin schon.
- Babys können Sie während der Hustenanfälle Erleichterung verschaffen, indem Sie sie mit dem Gesicht nach unten über Ihre Knie legen, so daß ihr Rücken Ihnen zugewendet ist. Ältere Kinder können sich aus einer sitzenden Position heraus nach vorne beugen.
- Geben Sie Ihrem Kind nach einem Hustenanfall etwas zu trinken und kleine Mahlzeiten, damit eine Chance besteht, daß es sie bei sich behält. Alles, was es unmittel-

bar vor einem Hustenanfall gegessen oder getrunken hat, wird es wahrscheinlich wieder erbrechen.

- Achten Sie darauf, daß Ihr Kind so viel wie möglich trinkt, um eine Dehydration zu vermeiden. Das ist besonders wichtig, wenn Ihr Kind sich über längere Zeit hinweg regelmäßig erbrechen muß.

Wann ärztliche Hilfe erforderlich ist

Sie sollten professionelle Hilfe hinzuziehen, wenn einer der folgenden Fälle gegeben ist:

- Keuchhusten bei Kindern ist eine sehr ernsthafte Erkrankung. Wenn Sie befürchten, daß Ihr Kind Keuchhusten hat, informieren Sie Ihren Arzt und vereinbaren Sie einen Untersuchungstermin, um die Diagnose abzusichern;
- Keuchhusten bei Babys, besonders dann, wenn sie noch keine sechs Monate alt sind;
- keuchende oder beschleunigte Atmung zwischen den Hustenanfällen;
- ausgeprägte Schmerzen im Brustkorb;
- Kopfschmerzen, Verwirrung oder Schläfrigkeit;
- wenn Ihr Kind auf Ihre Maßnahmen zur Selbstbehandlung nicht anspricht und Sie befürchten, daß sich sein Gesundheitszustand eher verschlechtert als verbessert.

Röteln

Typus	Allgemeine Symptome	schlechter durch	besser durch	Name des Mittels
Plötzlich einsetzende Symptome, begleitet von Unruhe, bevor der Hautausschlag ausgebildet ist	Das Kind wirkt durch den schnellen Beginn der Krankheit sehr gequält und ängstlich. Seine Nase	Warme Räume Nachts Licht	Ruhe Schlaf	Acon

Typus	Allgemeine Symptome	schlechter durch	besser durch	Name des Mittels
	läuft; die Augen sind gerötet und empfindlich. Es schläft unruhig und unregelmäßig, nachts verschlimmern sich die Symptome. Trockener (Krupp-)Husten, möglicherweise Durchfall. Das Kind hat Fieber und ist durstig.			
Frühes Stadium der Symptome mit hohem Fieber und sehr trockener, geröteter Haut	Gerötetes Gesicht und pochende Kopfschmerzen. Schneller Puls und hohes Fieber. Das Kind ist schläfrig und frustriert darüber, daß die Beschwerden das Einschlafen verhindern. Es reagiert auf jede Anregung überempfindlich. Es schläft unruhig, Arme und Beine zukken im Schlaf.	Licht Laute Geräusche Erschütterung Bewegung	Halb aufgerichtet im Bett liegen Abgedunkelte Räume	Belladonna
Frühes Stadium der Erkrankung mit weniger schnellem und heftigem Beginn der Symptome	Das Kind ist heiß und gerötet; es hat Fieber und rote Flecken auf den Wangen. Es ist schnell	Nachts Kälte Anstrengung	Wärme Kälteanwendungen	Ferrum phos

Typus	Allgemeine Symptome	schlechter durch	besser durch	Name des Mittels
als bei Aconitum und Belladonna	ermüdet, aber während des Fiebers wacher als bei Belladonna und weniger ängstlich als bei Aconitum.			
Späteres Stadium der Krankheit mit geschwollenen Drüsen und verstopften Nebenhöhlen	Der Schleim ist dickflüssig, gelb und zieht Fäden. Er verursacht Schmerzen und ein Druckgefühl an der Nasenwurzel. Das Kind ist krankheitsbe dingt gleichgültig und apathisch.	Kälte Sich ausziehen In den frühen Morgenstunden	Wärme Fester Druck	Kali bich Angezeigt, wenn das Fieber sich gesenkt hat und das Kind noch unter einem rasselnden Husten und einer verstopften Nase leidet.
Stadium, in dem die Krankheit sich festgesetzt hat und das Kind unter anhaltenden Augen- und Ohrenproblemen leidet	Das ausfließende Sekret ist durchgängig dick, nicht brennend und gelblich-grün. Schmerzen, in den Ohren und Drüsen, die bei Wärme schlimmer und bei Kälte besserwerden. Trockener Mund, jedoch kein Durst. Das Kind ist unruhig, weinerlich und hat ein erhöhtes Bedürfnis nach liebevoller Zuwendung.	Ruhe Wärme Stickige Räume Nachts Schweres, fettiges Essen	Leichte Bewegung Kühle, frische Luft Trost und Zuwendung Kälteanwendungen	Pulsatilla

Allgemeine Maßnahmen

Lesen Sie die unter „Masern" gegebenen allgemeinen Ratschläge und die Bedingungen, unter denen Sie ärztliche Hilfe hinzuziehen sollten. Weil eine Röteln-Erkrankung vielfach deutlich leichter verläuft als andere Kinderkrankheiten, ist es nicht notwendig, ein homöopathisches Mittel zu verabreichen, wenn Ihr Kind alleine gut mit der Krankheit fertig wird.

- Sie sollten jedoch darauf achten, daß schwangere Frauen nicht in Kontakt mit einem Kind kommen, das Röteln hat. Schwangere Frauen, die während der Inkubationszeit (etwa drei Wochen vor dem Auftreten des Hautausschlags) Kontakt mit Ihrem Kind hatten, sollten Sie von der Erkrankung Ihres Kindes benachrichtigen.

Kapitel 5

Verbreitete Beschwerden bei Babys und Kleinkindern

In diesem Kapitel finden Sie Beschwerden, die vor allem bei Babys auftreten. Andere Beschwerden, die bei Babys und älteren Kindern gleichermaßen auftreten können, finden Sie jedoch in anderen Kapiteln beschrieben; Erbrechen und Durchfall z. B. im Kapitel über *Akute Erkrankungen* und Windpocken im Kapitel *Ansteckende Kinderkrankheiten*. Um aus diesen Kapiteln so viel Nutzen wie möglich zu ziehen, sollten Sie die Informationen, die sie enthalten, so kreativ kombinieren, wie Sie möchten. Wenn Ihr Kind z. B. unter einer Halsentzündung, verbunden mit einer Erkältung und Husten leidet, können Sie in allen drei entsprechenden Tabellen (die sich im Kapitel *Akute Erkrankungen* finden) nachsehen, um zu entscheiden, welches homöopathische Mittel für Ihr Kind am besten geeignet ist.

Zur Dosierung homöopathischer Arzneien bei Babys

Lassen Sie sich nicht zu dem Schluß verleiten, daß Babys ein homöopathisches Mittel in einer speziellen Weise verabreicht bekommen müssen, weil sie noch so klein sind. Anders als in der Schulmedizin, wo die Dosen normalerweise dem Alter des Kindes entsprechend verringert werden, werden homöopathische Arzneien Babys, Kindern und Erwachsenen in gleicher Weise verabreicht. Weil Babys noch nicht aktiv zu ihrer Heilung beitragen können, indem sie eine Tablette schlucken, empfiehlt es sich, das jeweilige homöopathische Mittel zwischen zwei Löffeln zu zerkleinern. Nehmen Sie eine Prise des feinen Puders, der dabei entsteht, und verreiben Sie sie über das Zahnfleisch Ihres Kindes, oder geben Sie ein wenig davon an die Stelle, wo Zahnfleisch und Mundschleimhaut aufeinander treffen. Manche Kinder lutschen auch sehr gerne homöopathische Tabletten, bis diese sich auflösen; das liegt daran, daß diese Tabletten auf einer Milchzucker-Basis hergestellt werden, was sie für Kinder wohlschmeckend macht.

Sie erhalten homöopathische Arzneien jedoch nicht nur in Tablettenform: In Apotheken, die homöopathische Mittel führen, können Sie auch nach Körnern, Kügelchen (Globuli – die in Deutschland am weitesten verbreitete Darreichungsform) oder Lösungen in Tropfflaschen fragen. Sie können darüber hinaus auch Crèmes, Salben, Tinkturen und Lotionen auf derselben Wirkstoff-Basis kaufen.

Worauf Sie achten sollten, wenn Sie die Symptome Ihres Babys ermitteln

Weil Ihr Baby noch nicht in der Lage ist, zu sprechen und Ihnen bestimmte, wichtige Fragen zu beantworten, müssen Sie sich auf andere Dinge verlassen, um ein Bild von den Symptomen Ihres Babys zu gewinnen, das Sie weiterbringt. Ihre Beobachtungsgabe wird Ihnen alle Informationen vermitteln, die Sie benötigen. Im folgenden finden Sie einige Vorschläge für Fragen, die Sie sich selber stellen können:

Inwiefern wirkt mein Baby anders als sonst?
Ist seine Haut stärker gerötet, blasser, verschwitzter, heißer oder trockener als sonst?

Ist es unruhig, zurückgezogen, ängstlich oder reizbarer als sonst?
Will es mehr als sonst getröstet werden?
Gibt es möglicherweise irgendeinen auslösenden Faktor: Hat das Baby gefroren, einen Schock oder einen Unfall erlitten, bevor die Symptome aufgetreten sind?
Gibt es irgendwelche Veränderungen im Schlaf- und Eßverhalten des Babys?
Hat es Verstopfung oder Durchfall?
Hatte es Pickel, Hautausschlag, oder gab es sonst irgendwelche Veränderungen der Hautbeschaffenheit?
Wie reagiert das Baby auf frische Luft oder Wärme?
Wie reagiert es auf laute Geräusche oder Licht?

Sie können zu dieser Liste der wichtigsten Fragen andere Fragen hinzufügen, die Sie für wichtig halten. Folgen Sie dem, was Ihr Instinkt Ihnen sagt, und vergessen Sie nicht, daß Sie sich vor allem für das interessieren, was vom normalen Zustand Ihres Babys abweicht. Mit anderen Worten: Wenn Ihr Baby von Natur aus blaß ist, dann ist das in bezug auf die Auswahl einer bestimmten Arznei kein relevantes Symptom. Wenn Ihr normalerweise blasses Kind aber plötzlich eine gerötete Haut hat, dann ist dies wichtig, denn es bedeutet eine Abweichung vom normalen Zustand Ihres Kindes.

Zur Vorsicht:

Vergessen Sie bitte niemals, daß Erkrankungen bei Babys und Kleinkindern sich mit rapider Geschwindigkeit entwickeln können. Darum sollten Sie so schnell wie möglich ärztliche Hilfe hinzuziehen, sobald Sie den Verdacht haben, daß Ihr Kind ernsthaft erkrankt ist.

Die richtige homöopathische Arznei auswählen

Wenn Sie dieses Kapitel aufgeschlagen haben, weil Ihr Kind starke Schmerzen beim Zahnen hat, wählen Sie die richtige Arznei folgendermaßen aus:

- Schlagen Sie die Tabelle **Das Zahnen** auf und sehen Sie die linke Spalte mit der Überschrift **Typus** daraufhin durch, in welche Kategorie die Symptome Ihres Babys passen. Wenn Ihr Baby normalerweise ruhig und ausgeglichen ist, seit Beginn des Zahnens jedoch nur ungern allein gelassen wird und besonders viel liebevolle Zuwendung braucht, sollten Sie prüfen, ob die Kategorie „Zahnen, verbunden mit erhöhter Anhänglichkeit und möglicherweise mit Schnupfen" vielleicht die richtige ist.
- Prüfen Sie die **Allgemeinen Symptome** daraufhin, ob sie mit den Symptomen Ihres Babys übereinstimmen. Wenn Ihr Baby durch die Schmerzen eher apathisch als frustriert zu sein scheint und besonders dann, wenn es durch erhöhte Aufmerksamkeit und Zuwendung schnell zu trösten ist, bewegen Sie sich vermutlich in der richtigen Richtung. Wenn Ihr Baby zusätzlich seit Beginn des Zahnens sehr verschnupft ist, ist das ein bekräftigendes Symptom, besonders dann, wenn der Schleim eine gelblich-grüne Färbung aufweist.
- Sehen Sie sich zum Schluß die Spalten **schlechter durch** und **besser durch** daraufhin an, ob das, was dort steht, ebenfalls paßt. Vergessen Sie nicht, daß in diesen Spalten nicht nur angegeben ist, was die Beschwerden beim Zahnen verbessert oder verschlimmert, sondern auch Dinge, durch die Ihr Baby sich ganz allgemein besser oder schlechter fühlt. Falls Sie also notiert haben, daß Ihr Baby gut darauf anspricht, daß man es an die frische Luft bringt, während es ihm in warmen Räumen schlechter

zu gehen scheint, dann stehen die Chancen gut, daß Sie das richtige Mittel gefunden haben.

- Schlagen Sie die **Arzneibilder** am Schluß des Buches auf, um sich zu vergewissern, daß Sie die richtige Wahl getroffen haben. Machen Sie sich keine Sorgen, wenn Ihr Kind nicht alle Symptome, die in Verbindung mit einem Mittel genannt sind, aufweist; denken Sie daran, daß Sie auf der Suche nach der größtmöglichen Übereinstimmung mit dem allgemeinen Symptombild sind, das Ihr Kind aufweist. Was Sie brauchen, sind einige wichtige Symptome, mit denen Sie arbeiten können. Mit anderen Worten: Pulsatilla ist nicht das richtige Mittel für ein Baby, dessen Symptome sich bei liebevoller Zuwendung oder bei frischer Luft verschlimmern und das sich in warmen Räumen besser fühlt.

Wenn Sie in bezug darauf, wie Sie Ihrem Kind das Mittel verabreichen sollten, noch mehr Information benötigen, als Sie unter der Überschrift *Zur Dosierung homöopathischer Arzneien bei Babys* gefunden haben, können Sie zusätzlich in Kapitel 2 unter der Überschrift *Wie Sie Ihrem Kind homöopathische Arzneien verabreichen können* nachschlagen. Gehen Sie genau so vor wie dort angegeben.

Das Zahnen

Typus	Allgemeine Symptome	schlechter durch	besser durch	Name des Mittels
Ein normalerweise ruhiges Baby ist bedingt durch das Zahnen reizbar	Das Kind ist unruhig und wimmert; es scheint durch nichts zu befriedigen zu sein.	Zugluft Wind In der ersten Hälfte der Nacht	Geschaukelt oder umhergetragen werden oder im Auto mitfahren	Chamomilla

Typus	Allgemeine Symptome	schlechter durch	besser durch	Name des Mittels
	Durch das Zahnen leichtes Fieber, möglicherweise Durchfall. Evtl. ist eine Wange gerötet, während die andere blaß ist und sich kühl anfühlt. Im Schlaf wirft das Kind sich evtl. unruhig hin und her und schreit plötzlich auf.			
Zahnen bei gerötetem Gesicht	Das Baby ist evtl. so reizbar, daß es um sich schlägt und beißt. Seine Haut ist hellrot, sehr heiß und fühlt sich trokken an. Das Baby reagiert überempfindlich auf die geringste Berührung, auf Geräusche oder Erschütterung. Es schläft sehr unruhig und wird ruckartig wach.	Helles Licht Lärm	Warme Umschläge Warme Räume	Belladonna
Zahnen, verbunden mit Schreien und Angst	Das Baby wirkt verängstigt und ist sehr unruhig. Es schrickt leicht auf und will nicht berührt oder aufgedeckt	Extreme Temperaturen Warme Räume Kalter Wind	Frische Luft Nach dem Schlafen	Acon

Typus	Allgemeine Symptome	schlechter durch	besser durch	Name des Mittels
	werden. Evtl. Fieber, verbunden mit einem heißen Kopf, während der übrige Körper sich kühl anfühlt.			
Zahnen, verbunden mit Durchfall und starken Blähungen	Häufig angezeigt bei Kindern, die spät Zähne bekommen und nur langsam laufen lernen. Die verzögerte Entwicklung ist evtl. von Schwierigkeiten beim Aufnehmen der Nährstoffe aus der Nahrung begleitet.	Bewegung Anstrengung	Ruhe Warme Bäder	Calc phos
Zahnen, verbunden mit erhöhter Anhänglichkeit und möglicherweise mit Schnupfen	Das Baby wirkt durch die Schmerzen sehr anhänglich und mitleiderregend. Es spricht gut auf Zuwendung und Ablenkung an. Möglicherweise Schnupfen, der sehr hartnäckig ist, mit dickem, grünem Schleim, der nicht brennt. Besonders nachts hat das Kind u. U. eine	Ruhe Wärme Stickige Räume	Zuwendung Frische Luft Kühle, trockene Luft, Getränke oder Nahrung	Pulsatilla

Typus	Allgemeine Symptome	schlechter durch	besser durch	Name des Mittels
	sehr verstopfte Nase und atmet vielfach hörbar durch den Mund.			
Zahnen, verbunden mit schlecht riechendem Atem	Das Kind ist durch die Schmerzen unruhig und reizbar. Es hat ein heißes Gesicht, jedoch kalte Beine und Füße. Tagsüber evtl. schläfrig, nachts unruhig. Das Zahnfleisch ist stark entzündet und blutet leicht, evtl. sieht es schwammig aus. Die neuen Zähne haben nur einen dünnen Zahnschmelz und bekommen leicht Löcher.	Draußen Hinlegen Berührt werden	Wärme Warmes Essen Bewegung Druck	Kreosotum
Langsames, schmerzhaftes, schwieriges Zahnen, möglicherweise begleitet von Durchfall	Das Zahnen beginnt evtl. wesentlich später als erwartet. Auch andere Entwicklungsschritte wie das Sich-Schließen der Fontanellen, Krabbeln und Laufen sind evtl ebenfalls verzögert. Im gesunden	Feuchtigkeit und Kälte Anstrengung Frische Luft Milch	Verstopfung Wärme Hinlegen	Calc carb

Typus	Allgemeine Symptome	schlechter durch	besser durch	Name des Mittels
	Zustand ruhige, sanftmütige und ausgeglichene Babys werden während des Zahnens dickköpfig und schwer zu handhaben. Schweiß und andere Körperausscheidungen riechen säuerlich.			

Allgemeine Maßnahmen

Die folgenden Maßnahmen empfehlen sich zusätzlich zur Auswahl des richtigen homöopathischen Mittels:

- Lassen Sie Ihr Baby auf einen kühlen Zahnring beißen oder an einem sauberen, kühlen Tuch saugen (Sie können das Tuch vor Gebrauch in den Kühlschrank legen).
- Weil fester Druck oft lindernd wirkt, versuchen Sie, das Zahnfleisch Ihres Babys zu reiben, um ihm Erleichterung zu verschaffen. Sie können auch geeignete Kekse kaufen, die das Baby während des Zahnens kauen kann.
- Versuchen Sie, wenn möglich keine Beruhigungsmittel einzusetzen. Die Anwendung des richtigen homöopathischen Mittels sollte binnen kurzer Zeit zu einer Linderung der Schmerzen und der übrigen Beschwerden führen. Wenn es Ihnen schwerfällt, das richtige Mittel auszuwählen oder Ihr Baby nicht auf ein Mittel anspricht, konsultieren Sie einen Homöopathen.

Koliken

Typus	Allgemeine Symptome	schlechter durch	besser durch	Name des Mittels
Krampfartige Schmerzen, verbunden mit geröteter, heißer Haut, die sich trocken anfühlt	Krampfartige Schmerzen, die schnell kommen und gehen. Durch die Schmerzen ist das Kind sehr reizbar und schlecht gelaunt. Am gesamten Körper oder nur am Bauch ist die Haut evtl. so heiß und gerötet, daß sie die Hitze abstrahlt. Das Kind biegt sich möglicherweise nach vorne oder hinten, um die Schmerzen zu lindern.	Erschütterung Anregung Druck oder Berührung	Ruhe Wdoch empfind lich auf leichte Berührungen.ärme	Belladonna
Schmerzen, begleitet von sehr starker Empfindlichkeit und Reizbarkeit	Das Kind schreit und krümmt sich zusammen; die Schmerzen scheinen durch nichts gelindert werden zu können. In seiner Wut wirft das Kind sein Spielzeug umher. Evtl. bekommt das Kind gleichzeitig Zähne und	Nachts	Geschaukelt oder umhergetragen werden Lokal angewendete Wärme	Chamomilla

Typus	Allgemeine Symptome	schlechter durch	besser durch	Name des Mittels
	hat Durchfall. Die Aufblähung des Bauches wird durch das Ablassen der Blähungen nicht gelindert.			
Kolik mit merklicher Aufblähung des Bauches, der nach dem Essen deutlich spürbar „rumpelt" und „gluckert"	Blähungen und Beschwerden nach jeder Mahlzeit. Am schlimmsten sind die Symptome zwischen 16 und 20 Uhr. Das Kind reagiert empfindlich auf jede Art von Druck im schmerzenden Bereich. Die Beschwerden kommen evtl. dadurch, daß die stillende Mutter schwerverdauliche Nahrung zu sich genommen hat, die zu viele Ballaststoffe enthält.	Druck Am frühen Nachmittag bis zum Abend Kalte Speisen und Getränke Warme Räume Beim Wachwerden	Frische Luft Wenn der Druck im Bauch nachläßt Blähungen ablassen Warme Speisen und Getränke	Lycopodium
Schmerzen, die sich durch Bewegung stark verschlimmern, mit auffallender Reizbarkeit und Verstopfung	Das Kind fühlt sich viel besser im Liegen und wenn fester Druck auf den schmerzenden Bereich ausgeübt wird. Evtl.	Bewegung Leichte Berührung Warme Räume Erschütterung	Fester Druck Stillhalten Frische Luft	Bryonia

Typus	Allgemeine Symptome	schlechter durch	besser durch	Name des Mittels
	reagiert es jedoch empfindlich auf leichte Berührungen. Die Schleimhäute fühlen sich trocken an, und das Kind hat wahrscheinlich großen Durst. Hartnäckige Verstopfung. Evtl. dennoch auftretender Stuhlgang ist groß, hart, dunkel gefärbt, trocken und bröckelig. Das Kind zieht die Beine an den Bauch, um sich Erleichterung zu verschaffen.			
Kolik, die durch Druck merklich gelindert wird	Die Schmerzen werden besser, wenn das Kind sich zusammenkrümmt oder auf dem Bauch liegt oder die Fäuste gegen den schmerzenden Bereich drückt. Der Versuch, das Kind davon abzuhalten, führt zu Protest und Weinen. Abruptes Einsetzen und Wieder-Abflauen	Ruhig liegen Lockerung von festem Druck	Lokale Wärmeanwendungen Bewegung Blähungen ablassen	Colocynthis

Typus	Allgemeine Symptome	schlechter durch	besser durch	Name des Mittels
	von heftigen, krampfartigen Schmerzen.			
Krampfartige Schmerzen, die durch Wärme gelindert werden	Die Schmerzen werden besser beim Essen, durch heißes Wasser und Wärme. Sie verschlimmern sich durch einengende Kleidung, die auf den Bauch drückt. Das Kind hat evtl. starke Blähungen; es nützt jedoch nichts, sie abzulassen. Evtl. sind die Schmerzen begleitet von einer Entkräftung.	Kälte Kalte Getränke Berührung Nachts Bewegung	Sich zusammenkrümmen Wärme Fester Druck Ruhe	Mag phos
Kolik mit vergeblichen Versuchen, sich zu erbrechen oder die Darmtätigkeit anzuregen	Reizbarkeit, bedingt durch Krämpfe, die nach dem Aufwachen schlimmer sind. Das Kind würgt beim vergeblichen Versuch, sich zu erbrechen. Es preßt, um den Darm zu entleeren, wobei es gar keinen oder nur sehr wenig Stuhlgang hat. Allgemeine	Kalter Luftzug Gestörter Schlaf Nach dem Essen Berührung	Durchschlafen Ruhe	Nux vomica

Typus	Allgemeine Symptome	schlechter durch	besser durch	Name des Mittels
	körperliche und seelische Empfindlichkeit, die eine Überempfindlichkeit gegen Schmerzen einschließt. Die Kolik kommt evtl. vom Stillen, wenn die Mutter stark gewürztes Essen gegessen hat oder zuviel Alkohol oder Kaffee getrunken hat.			
Kolik mit ständig sich verändernder Darmtätigkeit: kaum zwei Stuhlgänge sehen gleich aus	Durch die krampfartigen Schmerzen weint das Kind viel. Wechsel zwischen Durchfall und Verstopfung. Evtl. durch das Stillen bedingt, wenn die Mutter zu fetthaltiges Essen, Eis oder Früchte gegessen hat. Das Kind spricht gut auf Schmusen und Zuwendung an.	Abends Stickige Räume Stillhalten Zu schwere, warme Bettdecke	Frische Luft Leichte Bewegung Aufgedeckt werden Liebevolle Zuwendung	Pulsatilla
Kolik bei Babys, verbunden mit heftigen Blähungen, die im Bauch „rumpeln"	Das Baby biegt sich nach hinten, um sich Erleichterung zu verschaffen (diese Kinder	Sich nach vorne biegen Morgens Hinlegen	Sich nach hinten biegen Sich strecken	Dioscorea

Typus	Allgemeine Symptome	schlechter durch	besser durch	Name des Mittels
	sind das Gegenteil der Chamomilla-Kinder, die ihre Knie an den Bauch ziehen, um die Schmerzen zu lindern). Es will nicht hingelegt werden und fühlt sich besser, wenn es aufrecht gehalten wird.			

Allgemeine Maßnahmen

Die folgenden Maßnahmen können zusätzlich hilfreich sein:

- Wenn Sie Ihr Baby stillen, versuchen Sie Nahrungsmittel zu vermeiden, die Bauchkrämpfe bei Ihrem Kind verschlimmern könnten. Dazu gehören

Alkohol	Kohl, Blumenkohl, Rosenkohl
Tee	Orangen
Gewürze	Trauben
Schokolade	Eier und Milchprodukte inklusive
Kaffee	Kuhmilch.
Peperoni	

- Prüfen Sie die Größe des Saugloches am Fläschchen: Wenn es zu groß für ein Neugeborenes oder zu klein für ein älteres Baby ist, schluckt das Kind möglicherweise beim Trinken gleichzeitig Luft, die es nicht mehr los wird.

- Prüfen Sie, ob Ihr Baby unter Verstopfung leidet.
- Achten Sie darauf, daß Ihr Kind nach dem Füttern aufstoßen kann.

Wann ärztliche Hilfe erforderlich ist

Sie sollten professionelle Hilfe hinzuziehen, wenn einer der folgenden Fälle gegeben ist:

- Sie sind beunruhigt darüber, wie Ihr Baby sich quält.
- Wenn Sie im Zusammenhang mit Erbrechen, Verstopfung, Durchfall oder reduzierter Urinmenge Anzeichen für Schmerzen bemerken.
- Wenn Sie Anzeichen einer Dehydration bemerken:
  - eingesunkene Fontanellen (der weiche Fleck im oberen Schädelbereich eines Neugeborenen);
  - eingesunkene Augen;
  - trockener Mund oder trockene Augen;
  - wenig oder starker Urin;
  - ein Hellerwerden der Haut.

Durch Windeln bedingter Hautausschlag

Typus	Allgemeine Symptome	schlechter durch	besser durch	Name des Mittels
Hautausschlag, der durch warme Bäder gelindert wird	Das Kind wirkt ängstlich und unruhig, bei schwerem Ausschlag auch allgemein erschöpft. Evtl. Verdauungsstö-	Nachts Kälte Anstrengung	Wärme Warme Speisen oder Getränke Bewegung	Arsenicum album

Typus	Allgemeine Symptome	schlechter durch	besser durch	Name des Mittels
	rungen in Verbindung mit dem Ausschlag. Das Kind fröstelt und fühlt sich durch Wärmeeinwirkung in jeder Form allgemein besser, obwohl dadurch der Ausschlag zu brennen beginnt.			
Windelausschlag bei großen, leicht schwitzenden Kindern, deren Ausscheidungen säuerlich riechen	Windelausschlag bei Kindern, die bestimmte Entwicklungsstadien wie das Sich-Schließen der Fontanellen, das Zahnen und das Laufenlernen nur langsam durchlaufen. Nachts schwitzen die Kinder leicht am Kopf. Sie sind blaß und nehmen schnell an Gewicht zu.	Kälte Anstrengung Wetterwechsel	Wärme Bei Verstopfung	Calc carb
Schlimm aussehender Hautausschlag; die Haut ist gereizt	Starke Reizbarkeit bei Kindern, deren Haut sich sehr heiß und trocken anfühlt und evtl. Hitze ausstrahlt. Der Ausschlag führt zu einer allgemeinen	Auf der betroffenen Stelle liegen Anregung Kälte Bewegung	Ruhe Warme Räume	Belladonna

Typus	Allgemeine Symptome	schlechter durch	besser durch	Name des Mittels
	Überempfindlichkeit der Haut.			
Brennender Windelausschlag, der sich bei der geringsten Berührung verschlimmert	Starke Unruhe, die das Kind nachts am Durchschlafen hindert, so daß es tagsüber schläfrig ist. Allgemeine Überempfindlichkeit mit brennenden Schmerzen. Nach dem Urinieren deutlich schlimmer.	Bewegung Berührung	Kühle Umschläge	Cantharis
Stark geröteter Ausschlag. Die Haut ist heiß, glänzend und wund	Das Kind erträgt u. U. keinerlei Wärme und fühlt sich sehr viel besser, wenn es ausgezogen wird und die Haut kühle Luft abbekommt. Wegen der Empfindlichkeit der Haut möchte das Kind auch nicht berührt werden.	Wärme in jeder Form Berührung oder Druck Naßwerden	Kühle Luft Ausgezogen werden	Apis
Windelausschlag, der sich nachts deutlich verschlimmert und zu merklicher Unruhe führt	Schuppiger, jukkender, brennender Ausschlag, der gelindert wird, wenn die Haut bedeckt ist und sich verschlimmert, sobald die nackte Haut	Kalte, feuchte Luft Zugluft Hinlegen Nachts	Bewegung Angezogen werden.	Rhus tox

Typus	Allgemeine Symptome	schlechter durch	besser durch	Name des Mittels
	kalter Luft ausgesetzt ist. Die Kinder wollen getragen werden und fühlen sich bei Bewegung generell besser, vorausgesetzt, sie werden nicht erschöpft.			
Windelausschlag bei aufgerauhter Haut, der sich beim Baden stark verschlimmert	Stark juckender Ausschlag; die Haut ist aufgerauht und blutet evtl. Starke Empfindlichkeit gegen Wärme, besonders gegen die Wärme des Bettes, die alle Symptome verschlimmert. Das Kind möchte nicht gewaschen werden.	Wärme in jeder Form Waschen oder baden Stickige Räume	Ausgezogen werden Frische Luft	Sulphur

Allgemeine Maßnahmen

Die folgenden Maßnahmen können ebenfalls hilfreich sein: **Bitte beachten Sie:** Die oben genannten Mittel sollten Sie beim einmaligen Auftreten von Windelausschlag anwenden. Wenn Ihr Kind wiederholt an derartigem Ausschlag leidet, ohne daß sich eine Besserung abzeichnet, ist professionelle Hilfe notwendig, um das zugrundeliegende Ungleichgewicht zu behandeln, das das Problem verursacht.

Seien Sie außerdem vorsichtig mit tiefenwirksamen Mitteln wie Sulphur oder Calcium carbonicum. Sie sollten diese Mittel nicht wiederholt anwenden, weil sie eine tiefgreifende und langfristige Wirkung haben können, deren Symptome mit denen Ihres Kindes übereinstimmen. Sollten Sie Zweifel haben, warten Sie besser ab oder holen Sie den Rat eines professionellen Homöopathen ein.

- Neben der innerlichen Einnahme des richtigen homöopathischen Mittels kann eine Calendula oder Calendula-Hypericum-Salbe deutlich lindernd wirken. Tragen Sie die Salbe jedesmal auf, wenn Sie Ihrem Kind eine frische Windel anlegen. Tupfen Sie den betroffenen Hautbereich vorher sorgfältig trocken.
- Verwenden Sie keine Plastikhöschen, wenn Ihr Baby an Ausschlag leidet.
- Lassen Sie den Unterkörper Ihres Babys so lange es geht unbekleidet. Sorgen Sie dafür, daß das Zimmer warm ist, um zu vermeiden, daß Ihr Kind sich erkältet.
- Probieren Sie verschiedene Arten von Windeln zum einmaligen Gebrauch aus.
- Vermeiden Sie Fruchtsäfte.
- Verwenden Sie keine biologischen Reinigungsmittel, wenn Sie die Windeln waschen. Nehmen Sie besser Reinigungsmittel auf Seifenbasis und stellen Sie sicher, daß die Windeln gut durchgespült werden.

Pilzinfektionen

Typus	Allgemeine Symptome	schlechter durch	besser durch	Name des Mittels
Juckende Pilzinfektionen der Genitalien mit brennendem Ausfluß. Infektionen der Mundschleimhaut mit vermehrter Speichelbildung	Alle Ausscheidungen des Kindes riechen scharf und unangenehm. Ausscheidungen aus den Genitalien können grünlich gefärbt sein und Beschwerden verursachen, weil sie scharf sind und brennen. Bei Infektionen des Mundes evtl. faulig riechender Atem bei belegter, schlaff aussehender Zunge.	Auskühlen Erhitzt sein Nachts Berührung Nach dem Essen	Ruhe Tagsüber	Mercurius
Pilzinfektionen des Mundes, die so starke Beschwerden verursachen, daß das Baby Nahrung zurückweist	Der Mund fühlt sich heiß an; die Pilzinfektion betrifft auch Zunge und Zahnfleisch. Die Mundschleimhaut blutet schnell, evtl. vermehrte Speichelproduktion. Bei Genitalinfektionen sieht der Ausfluß ähnlich wie Eiweiß aus.	Berührung Füttern		Borax

Typus	Allgemeine Symptome	schlechter durch	besser durch	Name des Mittels
Pilzinfektionen mit gelblich durchsetztem Ausfluß	Bei Infektionen des Mundes ist die Zunge evtl. mit gelblich durchsetztem Schleim bedeckt; bei Genitalinfektionen evtl. gelblicher Ausfluß. Der Schleim ist evtl. zäh und klebrig.	Nachts Berührung Im Freien Bewegung	Ruhe	Hydrastis
Pilzinfektionen des Mundes mit trockener Mundschleimhaut, was Durst verursacht. Stark juckende genitale Infektionen mit eiweißähnlichem Ausfluß	Zahnfleisch und Zunge sind evtl. weiß belegt, die Lippen sind u. U. so trocken, daß sie wund und rissig werden. Bei liebevoller Zuwendung verschlechtert sich der Zustand des Babys evtl deutlich. Der Ausfluß aus den Genitalien kann dickflüssig und weiß oder eher wäßrig sein. Obwohl das Kind leicht friert, reagiert es empfindlich auf warme Räume.	Liebevolle Zuwendung Wärme Sonnenlicht	Ruhe Hinlegen	Natrium mur
Pilzinfektionen des Mundes mit weißlich belegter Zunge	Jeglicher Ausfluß ist charakteristisch weiß gefärbt. Pilzinfektionen des Mundes bei	Bettwärme Bewegung		Kali mur

Typus	Allgemeine Symptome	schlechter durch	besser durch	Name des Mittels
	Kindern, die gestillt werden, können einen weißen Belag von Zunge und Zahnfleisch mit sich bringen. Genitale Infektionen jucken nachts besonders stark.			

Allgemeine Maßnahmen

Die folgenden Maßnahmen können zusätzlich zur Einnahme homöopathischer Mittel eingesetzt werden:

Bei Pilzinfektionen des Mundes:

- Versuchen Sie, dem Kind kühle, milde und nahrhafte Nahrung zu geben. Heißes oder säurehaltiges Essen kann die Schmerzen verschlimmern.
- Lassen Sie das Kind aus einer Flasche oder durch einen Strohhalm trinken.
- Sterilisieren Sie die Gummisauger und Schnuller sehr sorgfältig. Falls Sie Ihr Kind stillen, sollten Sie Ihre Brustwarzen sorgfältig (aber ohne Seife) reinigen, um zu verhindern, daß sie infiziert werden.
- Betupfen Sie die betroffenen Stellen im Mund Ihres Kindes mit einer Lösung aus Wasser und Apfelessig. Die Lösung sollte aus 150 ml kühlem, abgekochtem Wasser und einem Teelöffel Essig bestehen.

Bei Pilzinfektionen der Genitalien:

- Lassen Sie Ihr Baby so lange wie möglich ohne Windel sein.
- Tragen Sie Joghurt mit lebenden Bakterienkulturen auf den betroffenen Bereich auf.
- Wechseln Sie Ihrem Kind häufig die Windeln und waschen Sie die betroffenen Stellen nicht mit Seife. Vermeiden Sie auch parfümierte Badezusätze und Talkumpuder.
- Wenn Sie die Windeln mit nicht-biologischem und unparfümiertem Seifenreiniger gewaschen haben, stellen Sie sicher, daß sie gründlich ausgespült werden, damit keine Seifenrückstände zurückbleiben.
- Baden Sie den Unterkörper Ihres Babys mit einer verdünnten Lösung aus Hypericum-Calendula-Tinktur. Geben Sie einen Teelöffel davon auf eine Schüssel Wasser. Sie können außerdem dem Badewasser Ihres Kindes eine halbe Tasse Apfelessig hinzufügen.
- Verwenden Sie nicht dieselben Handtücher, mit denen Sie Ihr Baby abtrocknen, um eine Ausbreitung der Infektion zu vermeiden.

Wann ärztliche Hilfe erforderlich ist

Sie sollten professionelle Hilfe hinzuziehen, wenn einer der folgenden Fälle gegeben ist:

- Trotz Ihrer Maßnahmen bessert sich die Infektion nicht innerhalb weniger Tage.
- Wenn Sie Anzeichen für Eiterbildung entdecken.

Milchschorf

Typus	Allgemeine Symptome	schlechter durch	besser durch	Name des Mittels
Erkrankung der Kopfhaut, die sich durch Wärme bessert	Das Baby reagiert sehr empfindlich auf Kälte, Zugluft und feuchte Luft. Der Milchschorf ist in charakteristischer Weise schuppig und juckt, was das Kind in einen Zustand allgemeiner Unruhe versetzt.	Kälte Feuchtigkeit Nachts	Wärme	Rhus tox
Milchschorf mit starker Schuppenbildung und sehr feuchter Kopfhaut	Evtl. riecht der betroffene Bereich unangenehm. Häufig bedeckt der Milchschorf den gesamten Kopf mit einer dicken Schuppenschicht. Das Kopfkissen des Kindes ist evtl. vom Kopfschweiß gelblich gefärbt. Das Kind fröstelt evtl. und ist lethargisch, nachts jedoch unruhig. Es hat u. U. allgemein trockene, rissige Haut.	Bewegung Gewaschen werden Bettwärme Im Freien	Ruhe Kälteanwendungen	Graphites

Typus	Allgemeine Symptome	schlechter durch	besser durch	Name des Mittels
Brauner, krustiger, schuppiger Milchschorf	Das Kind fühlt sich bei bedecktem Kopf unwohl, bei unbedecktem Kopf besser. Die Haut ist allgemein trocken und rissig.	Berührung Zugedeckt werden Warme Räume Bettwärme	Bewegung Aufgedeckt werden Frische Luft	Lycopodium
Milchschorf mit säuerlich riechendem Kopfschweiß	Das Baby ist evtl. groß, blaß und friert leicht. Seine Körperausscheidungen riechen leicht säuerlich. Nachts schwitzt es sehr stark am Kopf, so daß das Kopfkissen feucht wird. Das Baby neigt u. U. zu Verstopfung.	Kalte, feuchte Luft Direktes Sonnenlicht Gewaschen werden	Durch Berührung. Beruhigendes Streicheln Aufdecken, wenn das Kind erhitzt ist Bei Verstopfung	Calc carb
Stark riechender und juckender Milchschorf	Das Baby erträgt keine Wärme und will nicht gebadet werden. Seine Körperausscheidungen sind übelriechend. Der Milchschorf ist dick und gräulich gefärbt. Das Baby ist sehr schnell stark erhitzt.	Bettwärme Warme Räume Extreme Kälte Baden	Kühle Luft Frische Luft	Sulphur

Allgemeine Maßnahmen

Wenn Ihr Kind nur unter leichtem Milchschorf leidet, ist eine innerliche Anwendung homöopathischer Mittel nicht notwendig. In diesem Fall sind die folgenden Maßnahmen ausreichend:

- Tragen Sie morgens und abends Calendula-Crème oder -Salbe auf die Kopfhaut Ihres Kindes auf.
- Reiben Sie die Kopfhaut Ihres Kindes über Nacht mit Mandel- oder Olivenöl ein (Mandelöl ist in der Zusammensetzung etwas leichter). Entfernen Sie am nächsten Morgen die Schuppen vorsichtig mit einem Kamm, jedoch ohne zu ziehen. Waschen Sie den Kopf Ihres Kindes mit einem milden Shampoo, das Sie sorgfältig ausspülen, um Seifenrückstände zu vermeiden.
- Entfernen Sie die Krusten nicht.

Wann ärztliche Hilfe erforderlich ist

Sie sollten professionelle Hilfe hinzuziehen, wenn einer der folgenden Fälle gegeben ist:

- wenn der Milchschorf sehr schwerwiegend ist und Anzeichen einer Infektion auftreten, z. B. nässende Haut unter den Krusten;
- wenn der betroffene Bereich gerötet ist, juckt oder wund wird;
- wenn sich der Zustand Ihres Kindes trotz Ihrer Maßnahmen nicht innerhalb von ein paar Tagen bessert.

Kapitel 6

Akute Erkrankungen bei Kleinkindern und Kindern

In diesem Kapitel finden Sie eine Reihe von Beschwerden, die unter dem Stichwort „akut" zusammengefaßt werden können. Mit anderen Worten: Sie treten nur über einen begrenzten Zeitraum auf und laufen in einer Reihe von klar definierten Stadien ab, wie z. B. eine typische Erkältung.

Akute Probleme lösen sich meist von allein, wenn der Körper in seinem Kampf gegen die Infektion unterstützt wird. Dies können Sie tun, indem Sie für ausreichend Ruhe sorgen, für gleichbleibende Temperaturen in der Umgebung des Kindes und für eine angemessene Ernährung, d. h. wenig Essen, besonders, wenn es sich um schwer verdauliche Speisen handelt, und statt dessen viel Flüssigkeit. Weil akute Beschwerden ihrer Natur nach zeitlich begrenzt sind, sollten Sie davon absehen, Ihrem Kind ein homöopathisches Mittel zu verabreichen, wenn es mit der Erkrankung selbst sehr gut fertig wird.

Wenn Ihr Baby oder Kleinkind unter akuten Beschwerden leidet, finden Sie in Kapitel 5 unter der Überschrift *Worauf Sie achten sollten, wenn Sie die Symptome Ihres Babys ermitteln* wertvolle Informationen dazu, wie Sie schnell zu den wichtigen Fragen gelangen, die Sie sich selbst stellen sollten.

Akute Beschwerden sprechen auf die Einnahme homöopathischer Mittel meist sehr gut an. In vielen Fällen kann auf diese Weise der Krankheitsverlauf beschleunigt und Komplikationen vorgebeugt werden. Falls dennoch Komplikationen auftreten sollten und Sie befürchten, daß Ihr

Kind ernsthaft erkrankt ist, sollten Sie stets professionelle Hilfe hinzuziehen.

Die richtige homöopathische Arznei auswählen

Wenn Sie dieses Kapitel aufgeschlagen haben, weil Ihr Kind die Anfangssymptome einer Halsentzündung aufweist, gehen Sie folgendermaßen vor, um die richtige Arznei auszuwählen:

- Schlagen Sie die Tabelle zum Thema **Halsentzündung** auf, und sehen Sie die linke Spalte unter der Überschrift **Typus** daraufhin durch, welcher Kategorie sich die Symptome Ihres Kindes zuordnen lassen. Wenn Ihr Kind z. B. an einem kühlen Tag fröhlich draußen gespielt hat, später aber über Halsschmerzen klagt, die sich rapide entwickelten, ist die Kategorie „Halsschmerzen, bedingt dadurch, daß das Kind kaltem, trockenem Wind ausgesetzt war" die richtige.
- Prüfen Sie die Spalte **Allgemeine Symptome** daraufhin, ob die Mehrzahl der jeweils in einer Kategorie angegebenen Symptome mit den Symptomen Ihres Kindes übereinstimmt. Wenn Ihr Kind in untypischer Weise ängstlich und gequält wirkt, die in keinem Verhältnis zu den Symptomen steht, wenn es Fieber hat, einen heißen Kopf, aber kühlen Körper, wenn sich die Symptome schnell und heftig entwickelt haben, bewegen Sie sich in der richtigen Richtung. Denken Sie daran, daß Sie nach dem übergeordneten Symptomprofil schauen, das am besten zum Symptomprofil Ihres Kindes paßt.
- Schauen Sie sich zum Schluß die beiden Spalten **schlechter durch** und **besser durch** an, um zu sehen, ob die dort gegebenen Informationen ebenfalls zum Zustand Ihres

Kindes passen. Vergessen Sie nicht, daß diese beiden Spalten sich nicht nur auf den aktuellen Zustand Ihres Kindes beziehen, sondern auch auflisten, wodurch sich Ihr Kind allgemein schlechter oder besser fühlt. Wenn Sie also z. B. notiert haben, daß Ihr Kind sich zu Beginn der Nacht und in warmen Räumen schlechter fühlt und daß Schlafen und frische Luft seinen Zustand verbessern, dann stehen die Chancen gut, daß Aconitum das richtige Mittel zur Behandlung des Frühstadiums der Halsentzündung ist.

- Schließlich sehen Sie sich noch die **Arzneibilder** am Schluß des Buches an und prüfen, ob die Symptome des Mittels mit denen Ihres Kindes übereinstimmen. Denken Sie daran, daß Aconitum am besten zur Behandlung einer Halsentzündung im Frühstadium geeignet ist und daß Ihr Kind später, wenn es sich in einem anderen Stadium der Erkältung befindet, evtl. auch ein anderes Mittel braucht. Vergessen Sie außerdem nicht, daß Sie die Informationen aus verschiedenen Tabellen miteinander kombinieren können: Wenn Ihr Kind unter Erkältung und Husten leidet, können Sie die beiden Tabellen **Erkältung** und **Husten** kombinieren, um das Mittel zu finden, das die Symptome Ihres Kindes in ihrer Gesamtheit am besten abdeckt.
- Es ist unwahrscheinlich, daß ein homöopathisches Mittel eine Halsentzündung oder einen Husten vollständig verschwinden läßt, aber wenn Sie das richtige Mittel ausgewählt haben, wird es Ihrem Kind dabei helfen, die verschiedenen Stadien der Erkrankung schnell hinter sich zu bringen, und das mit möglichst wenig Beschwerden und einem minimalen Risiko von Komplikationen.

Falls Sie Information dazu benötigen, wie Sie Ihrem Kind das von Ihnen ausgewählte Mittel verabreichen sollten, schauen Sie in Kapitel 2 unter der Überschrift *Wie Sie Ih-*

rem Kind homöopathische Arzneien verabreichen können nach. Gehen Sie so vor wie dort angegeben.

Krupphusten

Typus	Allgemeine Symptome	schlechter durch	besser durch	Name des Mittels
Krupphusten im Frühstadium mit auffallender Ängstlichkeit und Unruhe	Das Kind wacht nachts an einem trockenen, heiseren Husten auf. Es hat große Angst, die so weit gehen kann, daß es überzeugt ist, sterben zu müssen. Der Husten entwikkelt sich nach Mitternacht zum Krupphusten weiter. Evtl bedingt dadurch, daß das Kind kaltem, trockenem Wind ausgesetzt war.	Nachts Frieren Kaltes Wasser trinken Tabakrauch	Frische Luft Schwitzen.	Acon
Krupphusten, der das Kind bis Mitternacht nicht durchschlafen läßt	Das Kind wird vor Mitternacht immer wieder durch einen lauten, trockenen Husten wach, der ein Gefühl des Erstickens hervorruft. Rauher, krächzender Husten, der	Hinlegen Sprechen Sehr kalte Getränke Einatmen Bewegung	Warme Getränke	Spongia

Typus	Allgemeine Symptome	schlechter durch	besser durch	Name des Mittels
	im Klang an das Sägen von trokkenem Holz erinnert.			
Lauter Krupphusten unmittelbar nachdem das Kind sich flach hingelegt hat	Kribbeln im Bereich des Kehlkopfes führt zu heftigen, krampfartigen Hustenanfällen. Vielfach setzen die Anfälle nach Mitternacht ein, besonders um ca. 2 Uhr nachts. Sie können so heftig sein, daß sie zu Erbrechen und kaltem Schweiß führen.	Hinlegen Nach Mitternacht Sprechen Essen Kalte Getränke	Aktivität Frische Luft	Drosera
Bellender Krupphusten bei auffallender Empfindlichkeit gegen kalten Luftzug	Die Symptome sind morgens und abends deutlich schlimmer. Das Kind fröstelt und zieht eine warme Umgebung vor. Sobald es der Kälte ausgesetzt ist, geht es ihm deutlich schlechter. Durch warme Getränke tritt eine Linderung ein.	Kalte Luft Berührung Druck Ausatmen (das Gegenteil von Spongia)	Wärme Feuchte Luft	Hepar sulph

Typus	Allgemeine Symptome	schlechter durch	besser durch	Name des Mittels
Quälender Krupphusten, der auftritt, wenn das Kind in Tiefschlaf fällt und zu Erstikkungsgefühlen führt	Das Kind wird durch den Husten wach und verspürt ein würgendes Gefühl im Hals. Weil sich der Kehlkopfbereich wie zusammengeschnürt anfühlt, hat es evtl. Schwierigkeiten beim Schlucken. Es reagiert empfindlich auf jede Art von Druck oder Enge in der Halsgegend, verursacht durch Kleidung oder Bettdecken.	Beim Wachwerden Berührung oder gleichbleibender, leichter Druck auf den Hals Trockenes Schlucken Morgens	Frische Luft Kalte Getränke Bewegung	Lachesis
Krupphusten mit rauhem Hals und Heiserkeit im Kehlkopfbereich	Der Husten wird ausgelöst, wenn sich das Kind abends zum Schlafen hinlegt oder durch Temperaturveränderungen. Das Kind hat durch das Engegefühl im der Brust Schwierigkeiten beim Atmen. Seine Angst schwächt sich ab, wenn man es beruhigt.	Wechsel zwischen unterschiedlich temperierten Räumen Starke Gerüche Sprechen	Wärme Aufrecht sitzen Berührung	Phosphor

Typus	Allgemeine Symptome	schlechter durch	besser durch	Name des Mittels
	Krupphusten, dessen schlimmstes Stadium kurz nach dem Ausbruch überwunden ist, der aber immer wieder kommt.			
Blechern klingender Krupphusten mit Auswurf, der Fäden zieht und nur schwer gelöst werden kann	Der Hustenreiz führt dazu, daß das Kind würgt und keine Luft mehr bekommt. Die Symptome sind morgens oder nach dem Essen schlimmer. Das Kind wacht mit einem Gefühl der Schwere und des Drucks im Brustkorb auf.	Essen Trinken Aufgedeckt werden/Ausziehen Frische Luft Beim Wachwerden Sich bücken	Wärme Bewegung Den Schleim abhusten	Kali bich

Allgemeine Maßnahmen

Die folgenden Maßnahmen können zusätzlich zur Einnahme homöopathischer Mittel hilfreich sein:

- Bringen Sie Ihr Kind ins Badezimmer, schließen Sie Tür und Fenster und drehen Sie in Waschbecken und Dusche heißes Wasser auf. Setzen Sie sich zu Ihrem Kind und beruhigen Sie es. Die dampfige Luft führt vielfach dazu, daß sich die Symptome recht schnell legen. Bleiben Sie auf jeden Fall bei Ihrem Kind, damit es sich nicht am heißen Wasser oder an den Wasserhähnen verbrüht.

- Beruhigen Sie Ihr Kind so weit wie möglich: Die Symptome des Krupphustens können für Eltern und Kinder gleichermaßen beängstigend und quälend sein. Wenn Sie panisch reagieren, kann das die Symptome verschlimmern.

Wann ärztliche Hilfe erforderlich ist

Sie sollten professionelle Hilfe hinzuziehen, wenn einer der folgenden Fälle gegeben ist:

- die Lippen Ihres Kindes sind bläulich gefärbt oder es läuft ihm Schleim aus dem Mund, verbunden mit Schwierigkeiten beim Atmen;
- dampfige, warme Luft hat auch nach zwanzig Minuten noch keine Besserung herbeigeführt;
- Ihr Kind wirkt gequält und erschöpft, oder sein Zustand verschlimmert sich.

Halsschmerzen

Typus	Allgemeine Symptome	schlechter durch	besser durch	Name des Mittels
Halsschmerzen, die dadurch bedingt sind, daß das Kind kalten, trockenen Wind abbekommen hat	Schneller Beginn der Symptome, verbunden mit großer Ängstlichkeit und Unruhe. Fieber mit sehr heißem Kopf bei gleichzeitig kühlem Körper. Überempfindlichkeit gegen Schmerzen.	Starke Temperaturwechsel Warme Räume Nachts Kalt werden, frösteln	Schlaf Frische Luft	Acon Angezeigt im Anfangsstadium von Halsschmerzen.

Typus	Allgemeine Symptome	schlechter durch	besser durch	Name des Mittels
Heftiger, rapide fortschreitender Einsatz der Symptome mit hohem Fieber	Hohes Fieber mit sehr stark geröteter, heißer Haut, die die Hitze abstrahlt. Das Kind fiebert heftig und redet wirr. Die Entwicklung der Symptome schreitet schnell fort, mit pochenden Schmerzen, die sich bei der geringsten Bewegung verschlimmern. Der Hals fühlt sich brennend und trocken an. Schluckbeschwerden.	Anregung Geschüttelt oder gestoßen werden Kälte	Wärme Ruhe	Belladonna
Halsschmerzen mit geschwollenen Drüsen, die durch warme Getränke besser werden	Das Kind ist krankheitsbedingt empfindlich gegen kalten Luftzug. Es ist allgemein sensibel und reizbar. Stechende Schmerzen im Hals, die evtl. in die Ohren hinein ausstrahlen. Evtl. geschwollene, eitrige Mandeln.	Kalter Luftzug Kalte Speisen oder Getränke Berührung Morgens und abends	Wärme Warmes, feuchtes Wetter Nach dem Essen	Hepar sulph

Typus	Allgemeine Symptome	schlechter durch	besser durch	Name des Mittels
Linksseitige Halsschmerzen, die beim Essen besser werden	Die Halsschmerzen sind linksseitig, oder sie beginnen auf der rechten Seite und gehen dann auf die linke Seite über. Die Halsschmerzen sind nach dem Schlafen und beim trockenen Schlucken schlimmer (Speichel). Der Hals ist von außen sehr druckempfindlich.	Schlaf Linke Seite Druck auf den Hals Speichel schlucken Wärme	Essen hinunterschlucken Frische Luft Kalte Getränke	Lachesis
Halsschmerzen mit geschwollenen Drüsen und vermehrter Speichelbildung	Halsschmerzen mit vermehrter Speichelbildung und schlaffer, geschwollen aussehender Zunge. Atem und Schweiß haben einen scharfen Geruch. Metallischer Geschmack im Mund. Tagsüber schläfrig, nachts unruhig. Eitrige Mandeln.	Extreme Temperaturen Bettwärme Nachts Essen	Ruhe Mittlere Temperaturen	Mercurius
Halsschmerzen mit steifem Nacken und geschwollenen Drüsen	Der Schmerz strahlt beim Schlucken vom Hals in die Ohren aus.	Kälte Berührung Heiße Getränke	Wärme	Phytolacca

Typus	Allgemeine Symptome	schlechter durch	besser durch	Name des Mittels
	Rechtsseitiger Schmerz. Evtl kommt es zu chronisch geschwollenen Mandeln. Der Hals sieht dunkelrot, purpurrot oder bläulich aus. Das Ende der Zunge tut weh, wenn die Zunge herausgestreckt wird. Das Kind fühlt sich am ganzen Körper wie zerschlagen.			
Der Hals ist innerlich stark geschwollen. Die Schmerzen verschlimmern sich durch jede Art von Wärme	Der Hals sieht geschwollen, hellrot und glänzend aus. Besonders das Zäpfchen sieht aus, als sei es mit Wasser vollgesogen. Heftige, stechende Schmerzen, die durch kalte Getränke gelindert werden.	Wärme in jeder Form Berührung oder Druck Hinlegen	Kalte Getränke Kühle Luft Bewegung	Apis

Allgemeine Hilfsmaßnahmen und Anzeichen, bei denen Sie ärztliche Hilfe hinzuziehen sollten, erfahren Sie auf S. 145/146 unter „Laryngitis“.

Laryngitis

Typus	Allgemeine Symptome	schlechter durch	besser durch	Name des Mittels
Laryngitis mit einem Gefühl des Brennens im Hals und starker Heiserkeit bis zum Verlust der Stimme	Brennendes Gefühl im Hals, das durch kalte Getränke für kurze Zeit gelindert wird. Alle Symptome sind evtl. abends schlimmer. Die Erkrankung geht einher mit auffallender Ängstlichkeit. Trockener Husten und ständiges Bedürfnis, sich zu räuspern	Kalte Luft Berührung Sprechen Aufregung Allein sein	Kalte Getränke Tiefer Schlaf Beruhigung	Phosphorus
Plötzlicher Verlust der Stimme. Das Kind hat zuvor gefroren oder kalten, trockenen Wind abbekommen	Trockener krupphustenähnlicher Husten, starker Durst nach kalten Getränken. Symptome sind nachts schlimmer.	Warme Räume Kalter, trockener Wind Nachts Essen oder Trinken Sprechen	Frische Luft Ruhe	Acon Angezeigt im Frühstadium der Erkrankung, wenn das Kind auffallend ängstlich und unruhig ist.
Heiserkeit, die sich deutlich verschlimmert, wenn das Kind kalte Zugluft abbekommt	Bellender Husten und Halsschmerzen, die auf die Ohren ausstrahlen, gleichzeitig Heiserkeit. Allgemeine Reizbarkeit und Überempfindlichkeit. Das Kind fühlt sich generell besser, wenn es warm ist.	Kalte Luft Morgens Aufgedeckt/ ausgezogen werden	Wärme Nach dem Essen Warme Umschläge um den Kopf	Hepar sulph

Typus	Allgemeine Symptome	schlechter durch	besser durch	Name des Mittels
Heiserkeit mit zähem, fädenziehendem, gelbem Schleim	Heiserkeit und Husten, ständiges Bedürfnis, Schleim abzuhusten, der sich nur schwer löst. Lästiges Kratzen im hinteren Bereich der Zunge. Die Halsschmerzen werden evtl. durch heiße Getränke gelindert.	Nach dem Essen Trinken Aufgedeckt/ausgezogen werden Kaltes Wetter Nach dem Schlafen	Im warmen Bett liegen Wärme Bewegung	Kali bich
Stimmverlust nach plötzlichem Schock oder starker emotionaler Beanspruchung	Heiserkeit ist evtl. begleitet von einem quälenden Erstickungsgefühl im Hals. U. U. fühlt es sich an, als würde ein Klumpen oder eine Kugel in der Speiseröhre stecken. Allgemeines Gefühl der Enge und Anspannung.	Gähnen Kälte Starke Gerüche	Wärme Essen Ablenkung	Ignatia

Allgemeine Maßnahmen

Die folgenden Maßnahmen können zusätzlich zur Einnahme homöopathischer Mittel hilfreich sein:

- Geben Sie Ihrem Kind nichts zu essen, das schwer zu schlucken ist. Auch säurehaltige Getränke, die den wunden Hals noch mehr aufrauhen, wie z. B. Orangensaft, sollten Sie vermeiden.

- Setzen Sie Ihr Kind keinen starken Temperaturschwankungen aus. Versuchen Sie, die Zimmertemperatur so gleichbleibend wie möglich zu halten.
- Sorgen Sie dafür, daß Ihr Kind so viel wie möglich trinkt. Wasser eignet sich am besten; wenn Ihr Kind jedoch kein Wasser mag, versuchen Sie es mit nicht-säurehaltigen Getränken oder sogar Wassereis.
- Verwenden Sie einen Luftbefeuchter, oder stellen Sie Behältnisse mit Wasser in der Nähe der Heizkörper auf.

Wann ärztliche Hilfe erforderlich ist

Sie sollten professionelle Hilfe hinzuziehen, wenn einer der folgenden Fälle gegeben ist:

- starke Schmerzen und Schluckbeschwerden;
- Ihrem Kind läuft Speichel oder Schleim aus dem Mund;
- Atembeschwerden;
- schwere Hals- oder Kehlkopfentzündungen, wenn in der Familie zahlreiche Rheuma-Erkrankungen aufgetreten sind.

Erkältungen

Typus	Allgemeine Symptome	schlechter durch	besser durch	Name des Mittels
Plötzlicher Einsatz der Symptome, nachdem das Kind kalten Wind abbekommen hat (Frühstadium)	Plötzlicher Einsatz heftiger Symptome. Das Kind wirkt fiebrig und ist ängstlich und unruhig. Licht-	Warme Räume Nachts Sprechen	Frische Luft	Acon

Typus	Allgemeine Symptome	schlechter durch	besser durch	Name des Mittels
	empfindlichkeit und starker Durst. Heftige Kopfschmerzen; die Nase sondert wäßrigen Ausfluß ab. Die Erkältung ist evtl. dadurch bedingt, daß das Kind gefroren oder einen Schock erlitten hat.			
Erkältungen, die mit Fieber beginnen, das schnell ansteigt (Frühstadium)	Heftige, starke Symptome, die sich schnell entwickeln. Die Haut ist heiß, trocken und hellrot. Sie scheint Hitze abzustrahlen. Das Kind ist fiebrig und sehr reizbar, es erträgt weder Licht noch laute Geräusche. Beschleunigter Puls.	Jede Art von Anregung Licht Laute Geräusche Bewegung	Aufgestützt halb aufrecht im Bett sitzen	Belladonna
Frühes Stadium der Erkrankung mit einzelnen kreisrunden geröteten Flecken im Gesicht	Die gerötete Haut ist nicht so heiß wie im Falle von Belladonna, und das Kind ist weniger unruhig als im Falle von Aconitum. Klar abgegrenzte, kreisrunde,	Nachts Bewegung Kalte Luft	Ruhe	Ferrum phos

Typus	Allgemeine Symptome	schlechter durch	besser durch	Name des Mittels
	erhitzte Flecke auf den Wangen. Die Erkältungssymptome sind evtl. begleitet von Nasenbluten.			
Erkältungssymptome, begleitet von starkem Frösteln und Wärmebedürfnis	Das Kind fröstelt und verspürt ein allgemeines Bedürfnis nach Wärme: warme Getränke, Wärmflaschen oder voll aufgedrehte Heizung. Es ist sehr ängstlich und unruhig. Die Symptome verschlimmern sich nachts deutlich.	Kälte Nachts Allein sein	Wärme Gesellschaft Ruhe Frische Luft (besonders bei Kopfschmerzen)	Arsenicum album
Erkältungssymptome, begleitet von auffallender Reizbarkeit sowie Empfindlichkeit gegen kalten Luftzug	Das Kind ist reizbar und schlecht gelaunt. Starke körperliche und seelische Überempfindlichkeit. Evtl. Verstopfung seit Beginn der Erkältung. In geschlossenen Räumen ist die Nase verstopft, im Freien läuft sie. Nachts ist die Nase ebenfalls verstopft. Wieder-	Kalter Luftzug Gestörter Schlaf Nach dem Essen Berührung Nach dem Wachwerden	Ein Schläfchen machen Im Laufe des Tages Ruhe Wärme	Nux vomica

Typus	Allgemeine Symptome	schlechter durch	besser durch	Name des Mittels
	holte, quälende Niesanfälle			
Erkältungen mit Symptomen v.a. im Kopfbereich. Brennender Ausfluß aus der Nase, der zu Wundheit der Nasenlöcher und der Oberlippe führt	Evtl. tränende Augen; der Ausfluß brennt jedoch nicht, obwohl die Augen gerötet sind. Der Ausfluß aus der Nase ist klar und scharf: Das Kind muß häufig niesen, was sich im Freien bessert.	Warme Räume In geschlossenen Räumen Abends	Im Freien Kühle Räume	Alllium cepa
Erkältungen, bei denen der Ausfluß aus der Nase eiweißähnlich aussieht. Häufiges Niesen	Mal läuft die Nase, mal ist sie verstopft. Evtl. Herpes-Erkrankungen an den Lippen: Aufgesprungene, trockene Lippen. U. U. starker Durst.	Warme Räume Direktes Sonnenlicht Zuwendung Nach dem Schlafen	Nicht essen Frische, kühle Luft	Natrum mur
Erkältungen mit reichlich Ausfluß aus der Nase, der wäßrig und nicht brennend ist	Evtl. gereizte, tränende Augen mit geschwollenen, geröteten und lichtempfindlichen Augenlidern. Das Kind fröstelt und niest häufig.	Husten Licht Wind Nachts Hinlegen	Tagsüber	Euphrasia

Weitere Maßnahmen finden Sie unter der **Grippe**-Tabelle.

Influenza (Grippe)

Typus	Allgemeine Symptome	schlechter durch	besser durch	Name des Mittels
Grippe im Frühstadium mit hohem Fieber und heißer, trockener, geröteter Haut	Plötzlicher Einsatz von Grippesymptomen mit hohem Fieber und beschleunigtem Puls. Sehr heiße, trockene Haut, die die Hitze abstrahlt. Allgemeine Reizbarkeit und Unruhe. Evtl. Brennen im Hals, der sich sehr trocken anfühlt, was zu Schluckbeschwerden führt. Abruptes Einetzen und Abklingen der Symptome, die evtl. v. a. rechtsseitig auftreten.	Bewegung Helles Licht Lärm Nachts	Abgedunkelte Räume Ruhe	Belladonna
Auftreten von Grippesymptomen, nachdem das Kind kalten Wind abbekommen oder einen Schock erlitten hat	Ausgeprägte Ängstlichkeit und Unruhe in Verbindung mit allgemeinen Symptomen. Rapides und heftiges Einsetzen der Symptome. Sehr große Schmerzempfindlichkeit. Abwechselnd trocken und heiß, dabei	Nachts Abends Berührung	Frische Luft	Acon

Typus	Allgemeine Symptome	schlechter durch	besser durch	Name des Mittels
	abwechselnd blasse und gerötete Haut.			
Grippe mit starken Schmerzen und Unruhe	Dem Kind tut alles weh: Knochen, Kopf, Augen und Haut. Obwohl es fiebert, schwitzt es kaum, hat jedoch starken Durst. Die meiste Zeit über gähnt es und fühlt sich schläfrig. Den Schmerzen gehen Niesen und gerötete Augen voraus. Das Kind fröstelt stark und möchte warm zugedeckt werden.	Frische Luft Aufgedeckt werden	Drinnen Ablenkung	Eupatorium perfoliatum
Symptome, die sich langsam entwickeln, nachdem das Kind extremen Temperaturen ausgesetzt war	Das Fieber entwickelt sich langsam: Schon einige Tage vor dem Auftreten der Symptome klagt das Kind über allgemeines Unwohlsein. Muskel- und Kopfschmerzen, die sich bei Bewegung deutlich verschlimmern. Trockener Mund und	Bewegung Warme Räume Kalte Getränke Zuwendung	Kühle Räume Frische Luft Schwitzen	Bryonia

Typus	Allgemeine Symptome	schlechter durch	besser durch	Name des Mittels
	trockene Haut mit Bedürfnis nach kalten Getränken. Das Kind ist krankheitsbedingt mürrisch.			
Grippe mit Schmerzen, Zittern vor Kälte und großer Erschöpfung	Spürbar und sichtbar schwere, hängende Augenlider: Das Kind ist sehr lethargisch, was man ihm auch ansieht. Es fröstelt stark und will im Warmen bleiben. Trotz des Fiebers hat das Kind keinen Durst. Bei der geringsten Bewegung ist es erschöpft. Die Symptome entwickeln sich langsam, wie bei Bryonia.	Kalter Luftzug Sehr warme Räume Direktes Sonnenlicht	Schwitzen Wasserlassen	Gelsemium
Grippesymptome mit starkem Frösteln und auffallender Ängstlichkeit und Unruhe	Mit dem Einsetzen der Symptome entwickelt das Kind eine große Ängstlichkeit, die sich nachts stark verschlimmert. Es spricht allgemein gut auf Wärme an, fühlt sich jedoch bei frischer Luft	Kälte Nachts	Schluckweises Trinken warmer Getränke Wärme Gesellschaft	Arsenicum album

Typus	Allgemeine Symptome	schlechter durch	besser durch	Name des Mittels
	besser, sofern es auch unter Kopfschmerzen leidet. Brennende Schmerzen: Die Nasenlöcher sind durch den Ausfluß aus der Nase wund und gerötet. Das Kind wirkt schwächer und gequälter, als es die Erkrankung eigentlich vermuten läßt.			
Grippesymptome, durch die das Kind sich nachts unruhig hin und her wirft	Allgemeine Schmerzen und Gliedersteife. Ständige Bewegung wirkt lindernd: Stillhalten führt dazu, daß sich das Kind schlechter fühlt. Nachts im Bett sind Fieber und Schmerzen schlimmer. Evtl. abwechselnd Fiebrigkeit und Frösteln.	Nachts Bettwärme Stillhalten Überanstrengung	Warme Bäder Leichte Bewegung Warm eingepackt werden	Rhus tox

Allgemeine Maßnahmen

Die folgenden Maßnahmen können zusätzlich zur Einnahme homöopathischer Mittel hilfreich sein:

- Sorgen Sie dafür, daß Ihr Kind nicht extremen Temperaturwechseln ausgesetzt ist: Wenn es kalt und windig ist, sollten Sie mit Ihrem Kind gar nicht nach draußen gehen. Falls Ihr Kind fiebert, sollten Sie es nicht baden.
- Ermuntern Sie Ihr Kind, so viel wie möglich zu schlafen oder zu ruhen.
- Wenn Ihr Kind warm eingepackt ist und nicht fröstelt, können Sie ausprobieren, ob es sich durch frische Luft besser fühlt.
- Benutzen Sie einen Luftbefeuchter (siehe unter Laryngitis).
- Vermeiden Sie soweit wie möglich schleimbildende Nahrungsmittel wie Kuhmilch und Milchprodukte im allgemeinen.
- Bei einem Baby oder Kleinkind sollten Sie vor dem Füttern vorsichtig mit einem Papiertaschentuch die Nasenlöcher reinigen, ohne dabei Schleim in sie hineinzuschieben.
- Erhöhen Sie das Kopfende des Bettes, in dem Ihr Kind liegt, indem Sie ein oder zwei Kissen unter die Matratze (nicht direkt unter den Kopf des Kindes) legen. Dies erleichtert das Ausfließen des Schleimes aus der Nase. Sie können auch einige Bücher unter die Bettpfosten legen, um denselben Effekt zu erzielen.
- Bereiten Sie möglichst leichte Mahlzeiten zu. Vermeiden Sie alles schwer Verdauliche. Sorgen Sie dafür, daß Ihr Kind viel Flüssigkeit zu sich nimmt. Ermuntern Sie es, soviel Wasser zu trinken wie es kann. Dies ist besonders wichtig, wenn Ihr Kind Fieber hat.
- Geben Sie Ihrem Kind kein Aspirin, weil sich dadurch das Reye's-Syndrom entwickeln kann, eine schwerwiegende Erkrankung mit Symptomen wie hohem Fieber, Erbrechen sowie Leber- und Nierenkomplikationen.

Wann ärztliche Hilfe erforderlich ist

Sie sollten professionelle Hilfe hinzuziehen, wenn einer der folgenden Fälle gegeben ist:

- Fieber, begleitet von Lethargie, einem steifen Nacken, Reizbarkeit oder Veränderungen im Atmungsmuster Ihres Kindes;
- hartnäckiges Fieber, das sich durch homöopathische oder naturheilkundliche Maßnahmen nicht senken läßt;
- jedes Zeichen von Keuchen;
- wenn im Verlauf der Erkrankung Erbrechen auftritt;
- wenn Ihr Kind immer wieder unter Erkältung oder Grippe leidet, sollten Sie einen Homöopathen konsultieren, um diese Prädisposition Ihres Kindes zu behandeln. Warum dies notwendig ist, erfahren Sie in Kapitel 7: *Chronische und langandauernde Beschwerden bei Kindern* (vgl. S. 183–186).

Husten

Typus	Allgemeine Symptome	schlechter durch	besser durch	Name des Mittels
Trockener, kribbelnder Husten, der beim Hinlegen und nachts schlimmer wird	Das Kind fröstelt und ist unruhig und ängstlich. Es leidet unter einem krächzenden Husten, der sich durch Wärme bessert und zwischen Mitternacht und ca. 2 Uhr nachts am	Nachts Kälte Hinlegen Essen oder Trinken Anstrengung	Wärme Aufrecht sitzen In geschlossenen Räumen Gesellschaft	Arsenicum album

Typus	Allgemeine Symptome	schlechter durch	besser durch	Name des Mittels
	schlimmsten ist. Schluckweises Trinken warmer Getränke wirkt lindernd, obwohl der Husten zu einem Gefühl des Brennens führt.			
Trockener, kribbelnder Reizhusten. Das Kind würgt oder erbricht sich. Verschlimmerung durch Bewegung	Kribbelnder Hustenreiz, der beim Betreten warmer Räume auftritt oder sich verschlimmert. Der Husten ist evtl. so quälend, daß das Kind beim Husten seinen Brustkorb hält oder die Hände dagegen preßt. Die Hustenanfälle werden durch kalte Getränke zeitweilig gelindert. Das Kind ist seit Beginn des Hustens sehr reizbar und schlecht gelaunt. Es möchte alleine gelassen werden.	Warme Räume, Wärme Warm eingepackt werden Selbst kleinste Bewegungen Gestört werden	Ruhig liegen Fester Druck Kühle Räume, kühle Getränke	Bryonia
Harter Husten, der ähnlich wie Krupphusten klingt und auftritt, nachdem das Kind kalten,	Das Kind ist sehr ängstlich und unruhig. Der Husten klingt bellend und würgend.	Extreme Temperaturen Nachts Warme Räume Hinlegen	Frische Luft Schlafen können	Acon

Typus	Allgemeine Symptome	schlechter durch	besser durch	Name des Mittels
trockenen Wind abbekommen hat	Angezeigt und am wirksamsten im Frühstadium eines Krupphustens, besonders wenn dieser plötzlich begonnen hat. Das Kind scheint beim Zubettgehen fast völlig gesund zu sein, wacht jedoch in der ersten Hälfte der Nacht durch den quälenden Husten wieder auf.	Versuchen zu sprechen		
Lauter, rasselnder Husten, bei dem sich der Schleim nur sehr schwer löst	Das Kind ist evtl. schläfrig, lethargisch und reizbar. Besonders schlimme krampfartige Hustenanfälle etwa um 4 Uhr nachts. Das Kind fiebert, ist aber trotzdem nicht gern in warmen Räumen. Beim Husten muß es sich aufsetzen.	Stickige Räume Wärme Gegen Morgen Wütend werden Essen Feuchtwarme Luft Hinlegen	Kühle Luft Sich aufsetzen Schleim abhusten	Antimonium tart Hilfreich im fortgeschrittenen Stadium eines Hustens.
Würgende, erstickende Hustenanfälle, sobald das Kind sich hinlegt	Heiserkeit und erstickungsartige Hustenkrämpfe, die beim Essen, Sprechen oder	Hinlegen Gegen 2 Uhr nachts Kalte Getränke Essen	Frische Luft Sich bewegen	Drosera

Typus	Allgemeine Symptome	schlechter durch	besser durch	Name des Mittels
	Trinken kalter Getränke auftreten. Obwohl das Kind fröstelt, sind die Hustenanfälle begleitet von starkem Schwitzen, besonders nachts. Evtl. Erbrechen in Verbindung mit dem Husten.	Lachen		
Hustenanfälle mit Erbrechen und Würgen	Das Kind ist evtl. krankheitsbedingt oder während der Hustenanfälle auffallend blaß; es kann aber auch sein, daß das Gesicht hell gerötet ist. Trockener, kribbelnder oder keuchender, rasselnder Husten, begleitet von starker Übelkeit. Das Kind ist schlecht gelaunt und schreit viel. Die Symptome entwickeln sich schnell (anders als bei Antimonium tartaricum).	Essen Kaltes Wetter Feuchtes Wetter Berührung	Frische Luft Fester Druck Aufrecht sitzen	Ipecac
Trockener, harter, keuchender Husten, der sich	Beim Husten ist das Kind sehr ängstlich und	Auf der linken Seite liegen	Wärme	Phosphor

Typus	Allgemeine Symptome	schlechter durch	besser durch	Name des Mittels
verschlimmert, wenn das Kind vom warmen Zimmer an die kalte Luft kommt	verspürt ein Engegefühl in der Brust. Starkes Bedürfnis nach eiskalten Getränken. Nach den krampfartigen Hustenanfällen ist das Kind erschöpft. Im warmen Bett fühlt es sich besser. Brennende Schmerzen im Brustkorb. Gelblichgrüner Auswurf, evtl. mit Blutspuren. Das Kind fühlt sich besser durch Zuwendung und Beruhigung.	Starke Gerüche Temperaturveränderungen Abends	Liebevolle Zuwendung Beruhigung Kalte Getränke	
Kribbelnder Husten und Heiserkeit bei starker Empfindlichkeit gegen kalte Luft	Das Kind zieht evtl. die Bettdecke über den Kopf, um das Einatmen kalter Luft zu vermeiden, da dies die krampfartigen Hustenanfälle auslöst. Die Grube zwischen den Schlüsselbeinen ist sehr berührungsempfindlich, der Kehlkopfbereich ist gereizt. Der trokkene, bellende	Kalte Luft. Nachts Äußerliche Berührung des Halses	Warme Luft Den Mund mit einem Tuch bedecken	Rumex crispus

Typus	Allgemeine Symptome	schlechter durch	besser durch	Name des Mittels
	Husten hindert das Kind am Einschlafen.			
Husten, begleitet von reichlich grünem Schleim, der sich über Nacht bildet	In stickigen Räumen werden die Symptome generell schlimmer, durch leichte Bewegung an frischer Luft dagegen besser. Verschlimmerung auch durch Hinlegen und Ruhen. Tagsüber trokkener, nachts und beim Aufwachen lokkerer Husten. Das Kind ist besonders anhänglich und weinerlich. Es beansprucht viel Aufmerksamkeit und liebevolle Zuwendung.	Warme Räume Stickige Luft Warmes Wetter Flach liegen	Kühle, frische Luft Leichte Bewegung Aufmerksamkeit und liebevolle Zuwendung	Pulsatilla
Bellender, trokkener, hohl klingender Husten, evtl. verursacht durch übermäßige Aufregung	Schwierigkeiten beim Atmen durch andauernde Anfälle von Reizhusten. Anhaltende Schmerzen im Brustkorb. Beim Aufwachen ist der Husten besonders	Schlaf Bewegung Sprechen Enganliegende Kleidung	Wärme Essen und Trinken	Spongia tosta

Typus	Allgemeine Symptome	schlechter durch	besser durch	Name des Mittels
	schlimm; das Kind ist ängstlich und wirkt gequält. Das Essen von Süßigkeiten kann ebenfalls Hustenanfälle auslösen.			
Hartnäckiger Husten, der sich auch nach der Einnahme des angezeigten Mittels nicht bessert	Der Husten tritt auf, nachdem das Kind gefroren hat oder im Winter feuchter Luft ausgesetzt war. Langsam sich entwickelnder Reizhusten mit dickem, klumpigem, gelbem Schleim. Das Kind ist durch den Husten erschöpft und allgemein müde.	Frieren Unbedeckter Kopf oder nackte Füße Husten unmittelbar nach dem Aufwachen	Warme oder heiße Getränke Behaglich warm eingepackt sein, besonders am Kopf Im warmen Bett liegen	Silicea

Allgemeine Maßnahmen

Zusätzlich zur Einnahme homöopathischer Mittel können die folgenden Maßnahmen hilfreich sein:

- Vermeiden Sie schleimbildende Nahrungsmittel wie z. B. Kuhmilch. Geben Sie Ihrem Kind besonders vor dem Schlafengehen keine Milchgetränke mehr: Sie können die Schleimbildung über Nacht fördern.

- Benutzen Sie ständig einen Luftbefeuchter, oder stellen Sie Schüsseln mit Wasser in der Nähe der Heizkörper auf.
- Fordern Sie Ihr Kind dazu auf, so viel wie möglich zu trinken, damit sich der Schleim besser lösen kann.
- Bleiben Sie während eines Hustenanfalls so ruhig wie möglich, und versuchen Sie Ihr Kind zu beruhigen. Das gilt besonders dann, wenn das Husten von Erbrechen begleitet ist, was sehr quälend sein kann. Eine Panikreaktion kann die Atembeschwerden verstärken.
- Bei einem Baby können Sie das Abhusten des Schleims fördern, indem Sie es mit dem Gesicht nach unten quer über Ihre Knie legen. Dabei sollte der Unterkörper etwas höher liegen als der Brustkorb. Klopfen Sie behutsam auf den Rücken, um das Abhusten zu erleichtern. Kleinkinder und ältere Kinder sollten Sie auffordern, sich während eines Hustenanfalls nach vorne zu beugen.
- Setzen Sie Ihr Kind keinen extremen Temperaturschwankungen aus.
- Wenn der Husten von Erbrechen begleitet ist, sollten Sie Ihr Kind dazu bringen, wenig und dafür öfter zu essen. Geben Sie ihm, wenn möglich, nach einem Hustenanfall etwas zu essen.
- Sorgen Sie dafür, daß Ihr Kind Ruhe hat und so viel wie möglich schläft.

Wann ärztliche Hilfe erforderlich ist

Sie sollten professionelle Hilfe hinzuziehen, wenn einer der folgenden Fälle gegeben ist:

- Ihr Kind kann nur unter Qualen atmen. Es atmet unregelmäßig, keuchend und mühsam;
- Schmerzen im Brustkorb;

- beschleunigte Atmung;
- anhaltendes Erbrechen, verbunden mit Hustenanfällen bei Babys unmittelbar nach dem Füttern;
- Fieber bei Babys, das begleitet ist von schnellem Atem, Lethargie und Blässe;
- das Kind ist extrem schläfrig oder verwirrt;
- wenn Sie den Verdacht haben, daß sich in der Luftröhre Ihres Kindes ein Fremdkörper befindet;
- hartnäckiger Husten, der auch auf Selbsthilfe-Maßnahmen nicht anspricht, besonders dann, wenn Ihr Kind sich allgemein krank fühlt und sein Befinden sich verschlechtert.

Ohrenschmerzen

Typus	Allgemeine Symptome	schlechter durch	besser durch	Name des Mittels
Ohrenschmerzen, die beginnen, nachdem das Kind kaltem, trockenem Wind ausgesetzt war	Plötzlicher, heftiger Einsatz der Symptome. Der äußere Bereich des Ohres ist heiß und schmerzt. Evtl. allgemeine Überempfindlichkeit gegen Schmerzen, Lärm und Musik. Hohes Fieber mit starker Ängstlichkeit und Unruhe.	Kalter Wind Warme Räume Abends und nachts Auf der schmerzenden Seite liegen	Frische Luft Nach dem Schwitzen	Acon

Typus	Allgemeine Symptome	schlechter durch	besser durch	Name des Mittels
Ohrenschmerzen mit hohem Fieber und stark gerötetem, heißem Gesicht	Plötzliches, heftiges Einsetzen der Symptome. Das gesamte Ohr ist hellrot und sieht entzündet aus. Die linke Seite ist evtl. stärker betroffen als die rechte. Pochende Schmerzen, die bis in den Hals ziehen. Halsschmerzen und geschwollene Drüsen. Das Kind ist krankheitsbedingt sehr reizbar und aufgeregt. Angezeigt in den frühen Stadien der Erkrankung.	Bewegung und Erschütterung Lärm Anregung Kalte Luft Nachts	Wärmeanwendungen Halb aufgerichtet im Bett ruhen	Belladonna
Ohrenschmerzen, begleitet von Schreien und extremer Reizbarkeit	Die Schmerzen sind so stark, daß das Kind überhaupt nicht zu beruhigen ist: Spielzeug, das man ihm anbietet, wird wütend und frustriert auf den Boden geworfen. Die Ohrenschmerzen begleiten das Zahnen und werden	Licht Laute Geräusche Berührung Wärme Warme Räume Kalter Wind	Geschaukelt oder umhergetragen werden Im Auto mitfahren	Chamomilla

Typus	Allgemeine Symptome	schlechter durch	besser durch	Name des Mittels
	schlimmer, wenn das Kind kalter Luft ausgesetzt ist. Eine Wange ist evtl. heiß und hell gerötet, während die andere blaß und kühl ist.			
Ohrenschmerzen im Frühstadium. Die Symptome sind nicht so stark wie bei Aconitum oder Belladonna	Das Kind ist entweder blaß oder gerötet oder wechselt zwischen beidem. Ziehendes Gefühl im Ohr, evtl. auch Jucken. Angezeigt im Frühstadium einer Ohrenentzündung, wenn sich noch kein Eiter gebildet hat. Die Schmerzen beschränken sich evtl. auf die linke Seite.	Frische Luft Anstrengung Lärm	Leichte Bewegung	Ferrum phos
Ohrenschmerzen bei starker Empfindlichkeit gegen kalten Luftzug	Das Kind ist durch die Schmerzen schlecht gelaunt und reizbar. Sobald auch nur ein Teil des Körpers kalte Luft abbekommt, möchte das Kind zugedeckt	Kalter Wind und kalter Luftzug Auf der schmerzenden Seite liegen Nachts Frische Luft	Warme Umschläge um den Kopf Im warmen Bett sein Wärme im allgemeinen	Hepar sulph

Typus	Allgemeine Symptome	schlechter durch	besser durch	Name des Mittels
	werden. Wenn es krank ist und Schmerzen hat, möchte es nicht berührt werden. Dickflüssiger, gelber, übelriechender Ausfluß, starke, stechende Schmerzen in Hals und Ohren.			
Ohrenschmerzen mit übelriechendem Ausfluß, Halsschmerzen und geschwollenen Drüsen	Der Ausfluß aus dem Ohr ist übelriechend, ebenso der Atem. Der Ausfluß ist gelb oder grün gefärbt. Vermehrte Speichelbildung: Nachts wird das Kopfkissen naß, weil dem Kind der Speichel aus dem Mund läuft. Verstärktes Schwitzen.	Nachts Bettwärme Extreme Temperaturen Sich bücken Berührung und Druck	Mittlere Temperaturen Tagsüber Ruhen	Mercurius
Ohrenentzündung im fortgeschrittenen Stadium. Das Kind ist weinerlich	Obwohl das Kind krankheitsbedingt fröstelt, fühlt es sich in warmen Räumen schlechter und verlangt nach kühler, frischer Luft. Der Ausfluß ist dick-	Nachts Im Bett Feuchtigkeit Warme Speisen oder Getränke	Frische Luft Leichte Bewegung Kalte Speisen Kälteanwendungen	Pulsatilla

Typus	Allgemeine Symptome	schlechter durch	besser durch	Name des Mittels
	flüssig und cremig oder gelblich-grün. Die Ohrenentzündung beginnt, nachdem das Kind gefroren hat oder naß geworden ist. Das Kind ist durch Aufmerksamkeit und liebevolle Zuwendung leicht zu trösten.		Liebevolle Zuwendung	

Allgemeine Maßnahmen

Die folgenden Maßnahmen können zusätzlich zur Einnahme homöopathischer Mittel hilfreich sein:

- Sorgen Sie dafür, daß Ihr Kind so viel wie möglich trinkt.
- Vermeiden Sie, daß das Kind kalten Wind abbekommt.
- Führen Sie Wärme- oder Kälteanwendungen durch, indem Sie z. B. eine Wärmflasche in ein Handtuch wikkeln, die Ihr Kind gegen sein Ohr halten kann. Wenn Ihr Kind sich durch Kälte besser fühlt, wickeln Sie einen Eisbeutel in Stoff ein. Achten Sie darauf, daß die Wärmflasche stets fest verschlossen ist und nicht in direkten Kontakt mit der Haut Ihres Kindes kommen kann.
- Achten Sie bei Babys und Kleinkindern auf Anzeichen, die darauf hindeuten, daß das Kind Ohrenschmerzen hat: Weint Ihr Kind, und reibt oder zieht am Ohr?
- Versuchen Sie nicht, die Ohren Ihres Kindes selbst zu rei-

nigen. Wenn Sie eine Ohrenentzündung vermuten, lassen Sie Ihr Kind von einem Homöopathen oder Ihrem Hausarzt untersuchen.

- Solange eine Ohrenentzündung ausheilt, sollte das Ohr nicht in Kontakt mit Wasser kommen.
- Wenn Ihr Kind immer wieder unter Ohrenentzündungen leidet, ist es ratsam, einen professionellen Homöopathen zu konsultieren.

Wann ärztliche Hilfe erforderlich ist

Sie sollten professionelle Hilfe hinzuziehen, wenn einer der folgenden Fälle gegeben ist:

- starke Schmerzen, besonders dann, wenn das Ohr geschwollen, gerötet und empfindlich ist oder Schmerzen hinter dem Ohr auftreten;
- wenn Selbsthilfe-Maßnahmen nicht innerhalb von 24 Stunden eine Wirkung zeigen;
- die Fontanelle (die weiche Stelle am oberen Schädelbereich von Babys) ist eingesunken oder geschwollen;
- blutiger, klarer oder eitriger Ausfluß aus dem Ohr;
- wenn Sie befürchten, daß sich im Ohr Ihres Kindes ein Fremdkörper befindet. Versuchen Sie nicht, diesen selbst zu entfernen: Dabei besteht immer die Gefahr, daß Sie ihn versehentlich noch tiefer in das Ohr Ihres Kindes schieben;
- wenn die generelle Heftigkeit der Symptome Sie beunruhigt.

Gerstenkörner

Typus	Allgemeine Symptome	schlechter durch	besser durch	Name des Mittels
Gerstenkörner, die hell gerötet, geschwollen und glänzend aussehen, verbunden mit stechenden Schmerzen	Tränen stechen und brennen. Der Schmerz kann durch Baden des Auges in kaltem Wasser gelindert werden und wird durch Wärme in jeder Form deutlich verschlimmert.	Hitze Baden des Auges mit warmem Wasser Berührung oder Druck Nachts Nach dem Schlafen	Kühle Luft Kühle Bäder Bewegung	Apis
Gerstenkörner, die sich schnell entwickeln. Das Auge ist trocken und gerötet	Merkliche Lichtempfindlichkeit, evtl. erweiterte Pupillen. Durch die Beschwerden ist das Kind sehr reizbar und schlecht gelaunt. Die Umgebung des Auges fühlt sich geschwollen und pochend an.	Licht Erschütterung Auf der betroffenen Seite liegen	Ruhe Abgedunkelte Räume	Belladonna
Gerstenkörner, die durch Wärme anwendungen schlimmer werden	Ständig wiederkehrende Gerstenkörner am unteren Augenlid. Grünlich-gelber Ausfluß. Schmerzen werden gelindert durch das Auflegen kalter Kompressen auf den betroffenen Bereich. Nach dem	Wärme Ruhe Stickige Räume Wärmeanwendungen	Kühle, frische Luft Kälteanwendungen Leichte Bewegung im Freien	Pulsatilla

Typus	Allgemeine Symptome	schlechter durch	besser durch	Name des Mittels
	Schlafen kleben die Augenlider zusammen und jucken stark. Ständiges Bedürfnis, die Augenlider zu reiben, um sich Erleichterung zu verschaffen.			
Gerstenkörner, die sehr empfindlich auf kalte Luft reagieren	Kalter Wind verursacht starke Beschwerden und Reizbarkeit. Das Gerstenkorn ist stark geschwollen und sondert evtl. einen gelblichen, dickflüssigen Ausfluß ab. Deutliche Besserung durch lokal angewendete Wärme und Wärme im allgemeinen. Anhaltende scharfe Schmerzen.	Kalter Luftzug Leichte Berührung Druck	Wärme	Hepar sulph
Gerstenkörner, die sich heiß anfühlen und durch Bäder schlimmer werden	Die Augenlider brennen und jucken; sie sind um die Augenwinkel stark gerötet. Heftig tränende Augen; nach dem Schlafen kleben die Lider evtl. zusam-	Wärme Große Kälte Baden	Mittlere Temperaturen Kühle Luft Kratzen	Sulphur

Typus	Allgemeine Symptome	schlechter durch	besser durch	Name des Mittels
	men. Deutliche Verschlimmerung durch Wärme in jeder Form.			

Allgemeine Maßnahmen

Zusätzlich zur Einnahme homöopathischer Mittel können die folgenden Maßnahmen hilfreich sein:

- Versuchen Sie, Ihr Kind so weit wie möglich davon abzuhalten, sein Auge zu reiben oder sich am Auge zu kratzen. Schneiden Sie die Fingernägel Ihres Kindes so kurz wie möglich.
- Überlegen Sie, wieviel Zucker Ihr Kind mit seiner täglichen Nahrung zu sich nimmt. Wenn die Zuckermenge hoch ist, reduzieren Sie sie so weit wie möglich. Möglicherweise trägt der raffinierte Zucker, der in Kuchen, Keksen, Eis und vielen kohlensäurehaltigen Getränken enthalten ist, dazu bei, das Wachstum von Bakterien zu fördern. Wenn Ihr Kind viel Zucker zu sich nimmt und wiederholt an Gerstenkörnern leidet, kann seine Ernährung ein Grund dafür sein.
- Wenn Ihr Kind unter regelmäßig wiederkehrenden Gerstenkörnern leidet, kann eine Langzeitbehandlung durch einen Homöopathen von Nutzen sein.

Erbrechen und Durchfall

Typus	Allgemeine Symptome	schlechter durch	besser durch	Name des Mittels
Erbrechen und Durchfall, nachdem das Kind verdorbenes Obst gegessen hat	Typisches Erscheinungsbild einer Lebensmittelvergiftung, bei der Erbrechen und Durchfall gleichzeitig auftreten. Starkes Frösteln, Schwitzen; große Ängstlichkeit, Unruhe oder völlige Erschöpfung. Das Kind spricht gut auf Wärme im allgemeinen an, obwohl es brennende Schmerzen verspürt. Es ist krankheitsbedingt sehr furchtsam und gerät leicht in Panik.	Kälte in jeder Form Nachts Anstrengung Essen oder kalte Getränke Selbst geringste Berührungen	Wärme Schluckweises Trinken warmer Getränke (kalte Getränke werden sofort wieder erbrochen) Bettruhe	Arsenicum album
Heftiges Erbrechen und Durchfall mit starkem Durst nach kaltem Wasser	Erschöpfende Anfälle abwechselnd von Durchfall und Erbrechen, die zu Blässe, kaltem Schweiß und Frösteln führen. Evtl. wirkt das Kind, als stünde es kurz vor einem Kreislaufkollaps. Erbrechen	Bewegung Berührung Wärme Nachts	Ruhe Hinlegen Kühle	Veratrum album

Typus	Allgemeine Symptome	schlechter durch	besser durch	Name des Mittels
	und Durchfall sind gewaltsam. Nach dem Erbrechen andauernder Durst nach eiskaltem Wasser, Aversion gegen warme Getränke.			
Durchfall und Erbrechen, verbunden mit starker Übelkeit, die sich bei der geringsten Bewegung verschlimmert	Starke Übelkeit, die weder durch Durchfall noch durch Erbrechen zeitweise gelindert wird. Das Kind reagiert empfindlich selbst auf geringste Bewegungen, die die Übelkeit verstärken. Schnelles Einsetzen der Symptome mit deutlicher Erschöpfung. Ständiges Bedürfnis, den Darm zu leeren.	Kälte Extreme Hitze Bewegung Gestört werden	Ruhe Die Augen schließen	Ipecac
Quälende Übelkeit, Schwierigkeiten beim Erbrechen	„Umgekehrte Peristaltik", die zu Schwierigkeiten beim Erbrechen oder beim Leeren des Darms führt: Magen und Darm können nicht	Kälte im allgemeinen Geweckt werden. Enganliegende Kleidung Nach dem Essen	Ungestört schlafen können Wärme Blähungen ablassen Heiße Geränke	Nux vomica

Typus	Allgemeine Symptome	schlechter durch	besser durch	Name des Mittels
	vollständig entleert werden. Evtl. bedingt dadurch, daß das Kind zuviel gegessen hat. Krampfartige Schmerzen, die besser werden, wenn das Kind Stuhlgang hat.			
Würgen ohne Erbrechen und unfreiwilliger, stoßartiger dünnflüssiger Durchfall	Wäßriger, schwach gefärbter Durchfall, dem starke Übelkeit vorausgeht, die das Kind würgen läßt. Starkes „Gluckern" in Magen und Darm mit krampfartigen Schmerzen. Vielfach sind die Symptome morgens schlimmer.	Berührung Bewegung Morgens (besonders frühmorgens) Frische Luft	Reiben Auf dem Bauch liegen Äußerlich angewendete Wärme	Podophyllum
Erbrechen mit gewaltsamem Würgen und wäßrigem Stuhlgang, der nach faulen Eiern riecht	Das Kind wirkt sehr gequält und ist sehr reizbar. Es schreit und läßt sich nicht trösten. Die Anstrengung beim Würgen führt zu kaltem Schweiß und Erschöpfung. Krampfartige Schmerzen	Kalter Luftzug In der ersten Hälfte der Nacht	Lokal am Bauch angewendete Wärme Geschaukelt oder umhergetragen werden oder im Auto mitfahren	Chamomilla

Typus	Allgemeine Symptome	schlechter durch	besser durch	Name des Mittels
	führen dazu, daß das Kind sich zusammenkrümmt, schreit und um sich tritt. Vom Schreien ist das Gesicht hell gerötet. Durchfall, der Schmerzen beim Zahnen begleitet.			
Erbrechen und Durchfall mit krampfartigen Schmerzen, starke Blähungen	Das Kind ist körperlich und seelisch sehr empfindlich: Der Schmerz scheint unerträglich zu sein. Er macht das Kind sehr unruhig und verstärkt sich beim Stillhalten. Wenn die Schmerzen stärker werden, setzen Erbrechen und Durchfall ein. Das Kind würgt so lange, bis der Magen vollständig entleert ist. Der Durchfall ist gelblich gefärbt.	Der Kälte ausgesetzt sein Obst essen Stillhalten Nachmittags	Fester Druck Auf dem Bauch liegen Sich zusammenkrümmen Lokal angewendete Wärme Blähungen ablassen	Colocynthis
Verdorbener Magen durch zuviel Essen oder stark fetthaltige	Die Symptome setzen ein, nachdem das Kind zuviel gegessen hat oder	Stickige Räume Nachts Ruhe	Frische Luft Leichte Bewegung	Pulsatilla

Typus	Allgemeine Symptome	schlechter durch	besser durch	Name des Mittels
Nahrungsmittel	feuchtkalte Luft abbekommen hat. Erbrechen und Durchfall sind begleitet von starkem Frösteln, in warmen Räumen fühlt sich das Kind jedoch schlechter. Brennendes Gefühl im Magen, das durch warmes Essen verstärkt und durch Kälte vorübergehend gelindert wird. Nachts Durchfall mit einem brennenden Gefühl im Darm. Das Kind ist krankheitsbedingt sehr weinerlich und anhänglich.	Warme Speisen und Getränke Frösteln	Liebevolle Zuwendung und Aufmerksamkeit Kalte Speisen und Getränke	

Allgemeine Maßnahmen

Zusätzlich zur Einnahme homöopathischer Mittel können die folgenden Maßnahmen hilfreich sein:

- Zwingen Sie Ihr Kind nicht zum Essen, wenn es unter Durchfall und Erbrechen leidet. Vielfach versucht der Verdauungstrakt, mit einer Infektion fertigzuwerden, indem er den Magen- und Darminhalt ausstößt. Essen kann diesen Prozeß verlängern und die Beschwerden verstärken. Es ist hingegen sehr wichtig, dafür zu sorgen, daß Ihr Kind nicht dehydriert. Achten Sie darauf, daß es so viel wie möglich trinkt, am besten Wasser. Orangensaft oder Milch sind ungeeignet, weil sie den Verdauungstrakt zusätzlich reizen. Wenn Durchfall und Erbrechen gleichzeitig auftreten, kann es sehr schnell zu einer Dehydration kommen, besonders bei Kleinkindern und Babys. Eine Reihe von Anzeichen für Dehydration finden Sie in Kapitel 5 unter **Koliken** aufgelistet.

- Trösten und beruhigen Sie Ihr Kind so gut wie möglich während und nach dem Erbrechen: Es kann das Kind stark ängstigen und quälen, was durch eine Panikreaktion noch verschlimmert wird.
- Möglicherweise empfindet Ihr Kind es als angenehm, wenn Sie ihm nach dem Erbrechen das Gesicht feucht abwischen.

Wann ärztliche Hilfe erforderlich ist

Sie sollten professionelle Hilfe hinzuziehen, wenn einer der folgenden Fälle gegeben ist:

- Anzeichen einer Dehydration;
- andauerndes Erbrechen;
- wenn Ihr Kind sehr gequält wirkt und nicht zu trösten ist, oder wenn Sie durch die Heftigkeit der Symptome beunruhigt sind;
- Anzeichen von Blut in Erbrochenem oder Durchfall oder dunkle Färbung des Erbrochenen;
- Erbrechen oder Durchfall, nachdem das Kind auf den Kopf gefallen ist;
- heftige Bauchschmerzen, besonders, wenn sie mit Schwäche, Erbrechen, Durchfall und Fieber einhergehen.

Verstopfung

Typus	Allgemeine Symptome	schlechter durch	besser durch	Name des Mittels
Symptome, die sich langsam entwickeln; auffallender Durst	Das Kind ist infolge der Verstopfung mürrisch und reizbar; es will in Ruhe gelassen werden. Auf Wärme und Bewegung reagiert es sehr empfindlich: Beides verschlechtert sein Befinden. Es klagt darüber, daß Mund und Hals trokken sind und verlangt viel kalte Getränke. Gleichzeitig mit der Verstopfung treten Kopfschmerzen auf, die sich beim Bücken verschlimmern. Der Stuhlgang ist groß, hart und trocken.	Wärme Bewegung Liebevolle Zuwendung Sich nach vorne beugen	Stillhalten In Ruhe gelassen werden Kälte im allgemeinen Abgedunkelte Räume	Bryonia
Verstopfung mit allgemeiner Trägheit; kein Stuhldrang	Stuhlgang ist weich, klein, aneinanderhängend oder trokken. Ganz gleich wie die Beschaffenheit des Stuhls ist – das Kind hat große Schwierigkeiten bei der	Stillsitzen Schwere oder stärkehaltige Mahlzeiten	Wärme Warme Speisen und Getränke Kühle Bäder	Alumina

Typus	Allgemeine Symptome	schlechter durch	besser durch	Name des Mittels
	Entleerung des Darmes. Das Rektum ist evtl. entzündet, wund und empfindlich. Evtl. kommt es dadurch zu Blutungen. Mahlzeiten, die trokkene, stärkehaltige Bestandteile enthalten, wie z. B. Kartoffeln, verschlimmern die Situation.			
Verstopfung, verbunden mit Reizbarkeit und Empfindlichkeit gegen Kälte	Kopfschmerzen, Übelkeit und Verstopfung folgen auf überreichliche schwere Mahlzeiten oder die Einnahme von Medikamenten. Der Stuhl bewegt sich vom Darmausgang wieder in den Darm hinein. Nach dem Pressen treten nur geringfügige Darmbewegungen auf. Andauernder Stuhldrang. Körperliche und seelische Überempfindlichkeit, bedingt durch die Verstopfung:	Frieren Aufregung, Hektik Schlafmangel oder gestörter Schlaf Lärm	Ungestört schlafen können Ruhe Wärme	Núx vomica

Typus	Allgemeine Symptome	schlechter durch	besser durch	Name des Mittels
	Das Kind ist sehr reizbar.			
Verstopfung, die bei Veränderungen in der Alltagsroutine auftritt, z. B. wenn das Kind von zuhause weg ist	Verstopfung mit starkem „Rumpeln“ und „Gurgeln“ im Bauch sowie Blähungen, die nach oben und nach unten abgelassen werden. Das Kind reagiert sehr empfindlich auf Druck im Bereich der Taille; es möchte, daß man seine Kleidung lockert. Tagelang kein Stuhldrang, gefolgt von Tagen mit andauerndem Stuhldrang.	Druck Sich überhitzt fühlen Kalte Speisen und Getränke Reisen	Die Kleidung lockern Warme Getränke Abgelenkt und beschäftigt werden Frische Luft	Lycopodium

Allgemeine Maßnahmen

Die folgenden Maßnahmen können zusätzlich zur Einnahme homöopathischer Mittel hilfreich sein:

- Überlegen Sie, ob Ihr Kind mit seiner Ernährung ausreichend Ballaststoffe aufnimmt, die in frischem Obst und Gemüse enthalten sind. In vielen Fällen können Sie das Problem lösen, indem Sie diese Dinge auf den Speiseplan setzen.
- Sorgen Sie dafür, daß Ihr Kind ausreichend Wasser und

andere Getränke wie Fruchtsaft (der ungezuckert sein sollte) trinkt. Erhöhte Flüssigkeitszufuhr kann die Entleerung des Darmes erleichtern.

- Vermeiden Sie Speisen, die in Aluminiumschalen gewärmt werden müssen, und Getränke, bei deren Herstellung Aluminium verwendet wird (z. B. Teebeutel).
- Falls Ihr Kind zu Verstopfung neigt, sollten Sie Nahrungsmittel wie Eier, Käse, rotes Fleisch oder stark fetthaltige Nahrung, die eine lange Zeit im Darm verweilen, vermeiden oder jedenfalls nur selten zubereiten. Verwenden Sie statt dessen Nahrungsmittel, die nur kurz im Darm verweilen: Früchte, Gemüse und Protein in Form von Fisch oder Geflügel.
- Versuchen Sie das Problem durch eine veränderte Ernährung zu lösen, nicht durch den Einsatz von Abführmitteln. Auch wenn diese eine schnelle Wirkung zeigen, können sie zu einer Verschlimmerung der Verstopfung führen, weil sie Darmträgheit fördern und dem Darm zunehmend die Fähigkeit nehmen, wirkungsvoll alleine zu arbeiten.
- Wenn der After Ihres Kindes nach dem Versuch, den Darm zu entleeren, wund und entzündet aussieht, tragen Sie Calendula-Salbe auf den After und das umgebende Gewebe auf.
- Die in der Tabelle empfohlenen Mittel sind nur zum kurzfristigen Gebrauch gedacht, für den Fall, daß Ihr Kind kurzfristig an Verstopfung leidet. Wenn das Problem immer wieder auftritt oder lange andauert, ist es erforderlich, einen Homöopathen zu konsultieren.

Wann ärztliche Hilfe erforderlich ist

Sie sollten professionelle Hilfe hinzuziehen, wenn einer der folgenden Fälle gegeben ist:

- Anzeichen für Blutungen während oder nach der Darmentleerung;
- Stuhlgang, der anders als sonst gefärbt ist oder der sehr hell oder sehr dunkel ist;
- hartnäckige Verstopfung, die sich durch Selbsthilfe-Maßnahmen nicht bessert;
- Schmerzen oder Beschwerden bei der Darmentleerung;
- abwechselnd Verstopfung und Durchfall.

Kapitel 7

Chronische und langandauernde Beschwerden bei Kindern

Alle bislang beschriebenen Erkrankungen und Beschwerden sprechen auf eine Selbstbehandlung an, vorausgesetzt, es treten keine Komplikationen auf. Das liegt daran, daß diese gesundheitlichen Probleme zur Kategorie akuter Erkrankungen zählen. Mit anderen Worten: Die Erkrankungen sind naturgemäß begrenzt; es dauert nur eine gewisse Zeitlang, bis der Körper aus eigener Kraft mit ihnen fertig wird. In diesem Zusammenhang wirkt die richtige homöopathische Arznei wie ein Katalysator oder Verstärker: Sie unterstützt und beschleunigt den Heilungsprozeß, der nach einiger Zeit und bei guter Pflege auch ganz von alleine einsetzen würde.

Es gibt jedoch noch eine weitere Kategorie von gesundheitlichen Problemen: die chronischen Erkrankungen. Diese Bezeichnung ist nicht auf die Stärke oder Ernsthaftigkeit der Erkrankung bezogen, sondern darauf, daß eine Erkrankung immer wieder auftritt. So weisen z. B. Heuschnupfen, Ekzeme, Schuppenflechte/Psoriasis oder Asthma Kennzeichen einer chronischen Erkrankung auf. Dazu gehören:

- Wiederholtes Wiederaufflammen der Erkrankung über eine lange Zeit hinweg.
- Die erneuten Erkrankungen sind unvermindert schwer oder werden mit der Zeit schlimmer. Obwohl es immer wieder Zeiten gibt, in denen keine Beschwerden auftreten, gelingt es dem Körper nicht, die Krankheit vollstän-

dig zu überwinden, ganz gleich, wieviel Zeit und Gelegenheit zur Erholung auch gegeben sein mag.

- Obwohl einige chronische Erkrankungen nach einer Weile überwunden werden können (Asthma im Kindesalter verbessert sich vielfach, wenn das Kind erst einmal die Teenager-Jahre hinter sich hat), gehört es zur allgemeinen Erscheinungsweise dieser Krankheiten, daß sie immer wieder aufflackern und auch nach längerem Ausbleiben tendenziell immer wieder auftreten können.

Warum eine Selbstbehandlung chronischer Erkrankungen nicht ratsam ist

Die Behandlung mit homöopathischen Arzneien ist ungemein hilfreich bei chronischen Erkrankungen, vorausgesetzt, sie wird von einem ausgebildeten Homöopathen durchgeführt. Die Gründe dafür liegen auf der Hand und hängen mit der Art und Weise zusammen, in der chronische Erkrankungen sich entwickeln.

Ein Homöopath sucht stets nach demjenigen Mittel, das die Selbstheilungskräfte des gesamten Körpers stimuliert. Er wird kaum wahllos mehrere Mittel gleichzeitig einsetzen, um damit verschiedene Symptome zu behandeln. Die genaue Untersuchung jedes einzelnen Krankheitsfalles ist sehr komplex und erfordert große Sorgfalt sowie eine mehrjährige Ausbildung und Erfahrung. Auch wenn es einem Anfänger möglich ist, im Falle eines akuten Asthma- oder Heuschnupfen-Anfalles das richtige Mittel auszuwählen, sofern die Symptome klar erkennbar sind, so wird dies lediglich eine zeitweilige Erleichterung bringen. Eine Behandlung der prädisponierenden Faktoren der Erkrankung ist jedoch nicht gewährleistet.

Um letzteres zu garantieren, muß ein professioneller Homöopath seinen Patienten über längere Zeit befragen und untersuchen, um ein möglichst breites Spektrum an Informationen dazu zu gewinnen, wie es zum aktuellen Krankheitszustand kam. Er benötigt darüber hinaus eine detaillierte Zusammenstellung sämtlicher Symptome sowie Einzelheiten aus der Krankengeschichte des Patienten und seiner Familie. Auch der emotionale Zustand seines Patienten ist für den Homöopathen von Bedeutung. Er wird also auch hier versuchen, sich ein möglichst klares Bild zu verschaffen. All dies erfordert eine möglichst objektive Einstellung von seiten des Homöopathen. Aus diesem Grund behandeln viele Homöopathen und Schulmediziner niemals chronische Erkrankungen bei Mitgliedern der eigenen Familie oder nahestehenden Freunden.

Die Einschätzung des weiteren Verlaufs einer chronischen Erkrankung nach der Auswahl und Verabreichung des richtigen homöopathischen Mittels ist schwierig und erfordert viel Feingefühl. Dies gilt besonders dann, wenn ein Kind an verschiedenen, miteinander verknüpften Symptomen chronischer Erkrankungen leidet, z. B. an Ekzemen, Asthma und Heuschnupfen. In solchen Fällen ist sehr viel Vorsicht erforderlich, um beim Patienten eine Verbesserung des Befindens herbeizuführen. Der behandelnde Homöopath muß auf alle möglichen Komplikationen vorbereitet sein, die unter der Behandlung auftreten können, und er muß sich ständig ein Urteil darüber bilden, ob und inwieweit die Heilung des Patienten fortschreitet. Die Behandlung von Hauterkrankungen kann besonders schwierig sein, und eine Selbstbehandlung ist hier völlig unangebracht. Die Homöopathie betrachtet derartige Beschwerden als Ausdruck eines grundlegenden, tiefsitzenden Ungleichgewichts, das es zu behandeln gilt, bevor beim betroffenen Menschen tatsächlich eine Verbesserung seines Befindens erreicht werden kann.

All das heißt jedoch nicht, daß Eltern bei der Behandlung

einer chronischen Erkrankung ihres Kindes keine aktive Rolle spielen sollten. Vielmehr können Sie den behandelnden Homöopathen unterstützen, indem Sie ihm wichtige Informationen über ihr Kind zukommen lassen. Es ist jedoch wichtig, den Nutzen und die Grenzen einer Selbstbehandlung gleichermaßen im Blick zu behalten. Nur so können Enttäuschungen und Entmutigungen in Situationen, in denen professionelle Hilfe unerläßlich ist, vermieden werden.

Falls Ihr Kind also an einer der unten aufgelisteten Beschwerden leiden sollte, ist es ratsam, einen Homöopathen zu konsultieren, anstatt zu versuchen, das Problem alleine zu lösen:

Asthma
Ängstlichkeit/Unruhe
Bettnässen
Bronchitis
Ekzeme
wiederkehrende Erkältungen
Eßstörungen
Heuschnupfen
Hyperaktivität
stetiges Mißtrauen
wiederholte Ohrenentzündungen
Psoriasis
ausgeprägte Scheu,
Schlaflosigkeit
andauernde Verstopfung
Warzen.

Kapitel 8

Antworten auf die wichtigsten Fragen

Wo bekomme ich homöopathische Arzneien?

Homöopathische Arzneien sind immer einfacher erhältlich, weil immer mehr Apotheken eine Grundauswahl homöopathischer Mittel führen. Eine größere Auswahl, insbesondere was die verschiedenen Potenzen angeht, haben Sie in einer homöopathischen Apotheke, in der die Mittel zum Teil auch hergestellt werden. Ein weiterer Vorteil dieser Apotheken ist, daß dort ausgebildetes Personal zur Verfügung steht, das Ihnen grundsätzliche Fragen zur Anwendung homöopathischer Mittel beantworten und Ihnen weitere Anlaufstellen nennen kann, bei denen Sie Rat und Hilfe erhalten. Wenn Sie sich einen homöopathischen Erste-Hilfe-Kasten zulegen möchten, sollten Sie sich ebenfalls an eine solche Apotheke wenden. Oft gibt es dort bereits fertig zusammengestellte Erste-Hilfe-Sortimente zu kaufen. Man wird Ihnen aber auch gern ein solches Sortiment nach Ihren Angaben zusammenstellen. Falls Sie keine homöopathische Apotheke in Ihrer Nähe haben sollten, können Sie die Arzneien auch schriftlich oder telefonisch bestellen.

Homöopathische Arzneien erhalten Sie in Form von kleinen oder großen Tabletten, kleinen Kugeln, Puder, Pillen oder in flüssiger Form. Zum äußerlichen Gebrauch stehen darüber hinaus Crèmes, Salben, Lotionen und Tinkturen zur Verfügung.

Was bedeutet das Wort „Potenz"?

Die meisten der in der Apotheke erhältlichen Arzneien haben die Potenz C6, einige auch C30. Das „C" bezieht sich auf den Grad der Verdünnung (in diesem Fall handelt es sich um eine centesimale Verdünnung). Das bedeutet: Der Originalwirkstoff wird in Wasser oder Alkohol aufgelöst. Einem Tropfen dieser Lösung werden neunundneunzig Tropfen destilliertes Wasser oder Alkohol hinzugefügt. Verschüttelt man diese Mischung, so erhält man die erste Potenz C1. Dieser Prozeß wird in jedem Stadium der Herstellung wiederholt: Man nimmt jeweils einen Tropfen der zuletzt hergestellten Potenz und fügt ihm neunundneunzig Tropfen Lösungsmittel hinzu. Nicht lösliche Substanzen wie Metalle oder Mineralien werden in einem Prozeß, den man „Trituration" nennt, zerrieben, um sie auf diese Weise aufzulösen.

Sie werden auch auf Arzneien stoßen, die mit dem Buchstaben „D" bezeichnet sind. Die Buchstaben bezeichnen jeweils den Grad der Verdünnung auf der Dezimalskala. Diese Arzneien werden ebenfalls in dem oben beschriebenen Verfahren hergestellt, mit dem Unterschied, daß einem Tropfen des gelösten Wirkstoffes neun Tropfen Lösungsmittel hinzugefügt werden.

Einen homöopathischen Erste-Hilfe-Kasten zusammenstellen

Einen Erste-Hilfe-Kasten speziell für Kinder zusammenzustellen ist etwas anderes als die Zusammenstellung von Arzneien, die sich ganz allgemein zur Ersten Hilfe eignen. Da homöopathische Arzneien nicht auf bestimmte Beschwerden zugeschnitten sind, sondern in ihrer Mehrzahl jeweils ein weites Spektrum verschiedener Symptome abdecken, gibt es verschiedene Arzneien, die sich den spezifischen Krankheitssymptomen von Kindern besonders gut zuordnen lassen wie z. B. Chamomilla.

Es ist nicht ohne weiteres exakt zu sagen, welche und wieviel Arzneien ein homöopathischer Erste-Hilfe-Kasten enthalten sollte, denn die Zusammenstellung der Mittel wird je nach den individuellen Bedürfnissen variieren. Mit den im folgenden aufgelisteten Mitteln verfügen Sie jedoch über eine solide Ausgangsbasis speziell zur Behandlung von Kindern. Die Liste enthält die wichtigsten und am meisten verwendeten homöopathischen Arzneien:

Aconitum
Arnica
Arsenicum album
Belladonna
Bryonia
Ferrum phosphoricum
Gelsemium
Hepar sulphuris
Nux vomica
Phosphor
Pulsatilla
Rhus toxicodendron

Die im folgenden aufgelisteten Mittel bilden eine sinnvolle Ergänzung zu diesem Grundstock von Arzneien:

Apis
Calcium carbonicum
Carbo vegetabilis
Chamomilla
Drosera
Hypericum
Ipecacuanha
Ledum
Lycopodium
Mercurius
Lachesis
Ruta
Spongia
Sulphur

Vergessen Sie nicht, daß Sie nicht unbedingt alle Arzneien aus dieser Liste benötigen, sondern diejenigen Arzneien auswählen können, die für Sie je nach den individuellen Bedürfnissen Ihrer Kinder erforderlich sind. Die zuletzt genannten Arzneien sind im allgemeinen hilfreich für Kinder ab dem Kleinkindalter. Falls Sie jedoch Arzneien für ein Baby benötigen, sollten Sie die folgenden Mittel für Ihre Grundausstattung anschaffen:

Borax
Calcium phosphoricum
Chamomilla
Colocynthis
Dioscorea
Kalium muriaticum
Kreosotum
Magnesium phosphoricum

Zusätzlich empfiehlt sich die Anschaffung der folgenden Crèmes und Tinkturen für die Basisausstattung eines Erste-Hilfe-Kastens:

Calendula- oder Hypercal-Tinktur oder -Lotion: kann in verdünnter Form zur Behandlung von Schnittwunden, Insektenstichen und Schrammen verwendet werden.

Calendula-Salbe oder -Crème: sollte nach dem Baden der Verletzung in verdünnter Calendula-Tinktur aufgetragen werden, um Infektionen vorzubeugen und den Heilungsprozeß zu beschleunigen.

Urtica-urens-Lotion oder -Crème: kann in verdünnter Form zur Behandlung kleinerer Verbrennungen und Verbrühungen verwendet werden (jedoch nur, wenn diese nicht größer als ein Zehn-Pfennig-Stück sind).

Diesen allgemein zu empfehlenden Mitteln können Sie je nach Ihren eigenen Bedürfnissen andere Arzneien hinzufügen. Sie können auch die Zusammenstellung der Mittel ändern. Auch wenn es noch eine ganze Reihe anderer hilfreicher homöopathischer Arzneien gibt, verfügen Sie mit den aufgelisteten Mitteln doch über eine gute, solide Basisausstattung, die zur Behandlung der meisten in diesem Buch behandelten Beschwerden ausreichen dürfte.

Woher weiß ich, in welcher Potenz ich ein Mittel kaufen sollte?

Auch dies ist eine schwer zu beantwortende Frage, denn verschiedene Situationen erfordern verschiedene Potenzen einer Arznei. Die wichtigsten Informationen zum Thema Potenzen finden Sie unter der Überschrift *Was bedeutet das Wort „Potenz"?* weiter oben in diesem Kapitel. Im allgemeinen ist es am besten, beim erstmaligen Kauf eines Mittels eine C6-Potenz zu verlangen und später, wenn Sie erst einmal Erfahrung und Übung in der selbständigen Anwendung der Mittel haben, auch C12- und C30-Potenzen anzuschaffen. Machen Sie sich am Anfang nicht allzu viele Gedanken über die Auswahl der am besten geeigneten Potenz: Sie können jede Potenz, die Sie gerade zur Hand haben, verwenden – vorausgesetzt, Sie haben dasjenige Mittel ausgewählt, das am besten zu den Symptomen Ihres Kindes paßt. Denken Sie jedoch daran, daß ein Mittel mit der Potenz C6 in kürzeren Zeitabständen verabreicht werden muß als dasselbe Mittel mit einer höheren Potenz.

Wenn Sie Ihr Kind selbständig mit homöopathischen Mitteln behandeln, sollten Sie nicht vergessen, daß Krankheiten sich bei Kindern vielfach sehr schnell und heftig entwikkeln können und daß das von Ihnen ausgewählte Mittel mit einer entsprechenden Wiederholungsfrequenz gegeben werden sollte, um eine Verbesserung des Befindens herbeizuführen. Falls ein Mittel mit der Potenz C6 die Beschwerden Ihres Kindes nur zeitweilig oder nur teilweise lindern sollte, sollten Sie erwägen, dasselbe Mittel in der Potenz C12 oder C30 anzuwenden. Vermeiden Sie, wie stets, eine wiederholte Gabe des Mittels, solange die Verbesserung des Zustandes anhält; geben Sie Ihrem Kind nur dann eine erneute Dosis, wenn Anzeichen eines Rückfalls auftreten. Wenn Sie über den Gesundheitszustand Ihres Kindes grundsätzlich besorgt sind, sollten Sie professionelle Hilfe hinzuziehen.

Besteht bei homöopathischen Mitteln ein Risiko von Nebenwirkungen?

Weil homöopathische Mittel die Selbstheilungskräfte des Körpers anregen, indem sie die Lebenskraft stärken, ist das Auftreten von Nebenwirkungen aufgrund einer toxisch wirkenden Ansammlung von Wirkstoffen im Körper sehr unwahrscheinlich. Man sollte jedoch eine Überstimulierung des Körpers durch das zu häufige Wiederholen der Einnahme eines homöopathischen Mittels vermeiden. Aus diesem Grund sollten Sie Ihrem Kind ein Mittel nicht mehr verabreichen, sobald Sie bemerken, daß Ihr Kind auf das Mittel anspricht. Jegliche Verbesserung der Beschwerden ist ein Anzeichen dafür, daß der Körper Ihres Kindes zu einer heilsamen Reaktion angeregt worden ist und jetzt gut allein mit der Erkrankung fertig wird, solange kein Rückfall auftritt. Sollte letzteres der Fall sein, können Sie Ihrem Kind das Mittel erneut verabreichen, bis Sie von neuem eine Verbesserung bemerken. Sobald diese eingetreten ist, sollten Sie keine weitere Dosis des Mittels verabreichen, sondern lieber abwarten und Ihr Kind genau beobachten. Wenn ein Mittel anfänglich sehr hilfreich zu sein schien und dann plötzlich in seiner Wirkung nachgelassen hat, sollten Sie die Symptome Ihres Kindes nochmals genau daraufhin prüfen, ob nicht evtl. ein anderes Mittel noch besser paßt. Falls sich die Symptome nicht verändert haben sollten, können Sie erwägen, dasselbe Mittel wie zuvor in einer höheren Potenz zu verwenden.

Das Hauptproblem bei der zu häufigen Wiederholung der Dosis eines Mittels ist, daß das Mittel unter diesen Umständen die Symptome, die es ursprünglich beseitigen helfen sollte, verstärkt. Falls dies passieren sollte, ist nichts weiter zu tun, als das Mittel abzusetzen. Bereits nach kurzer Zeit sollten sich die Symptome wieder so weit zurückentwickeln, daß der ursprüngliche Zustand vor der Verschlimmerung wieder erreicht wird. Andererseits ist es so, daß wenn Sie Ihrem Kind über kurze Zeit ein ungeeignetes Mittel geben (z. B. zwei oder drei Dosen jeweils im gleichen Zeitabstand), das Schlimmste, was passieren kann, ein Bestehenbleiben der Symptome ist: Der Zustand Ihres Kindes verbessert sich also nicht. Sie haben Ihrem Kind in diesem Fall jedoch keinen Schaden zugefügt. Schlagen Sie einfach nochmals die entsprechende Tabelle auf und prüfen Sie ein weiteres Mal genau die Symptome Ihres Kindes, um zu sehen, ob ein anderes Mittel nicht vielleicht besser paßt.

Was ist, wenn mein Kind bereits konventionelle Medikamente einnimmt wie z. B. Antibiotika?

Richtig eingesetzte homöopathische Arzneien können Ihrem Kind sehr wirkungsvoll dabei helfen, sowohl bakteriell bedingte Erkrankungen als auch Virusinfektionen zu überwinden. Wie erfolgreich eine homöopathische Behandlung ist, hängt von der Erfahrung und vom Können des behandelnden Homöopathen ab, aber der angemessene Einsatz von homöopathischen Arzneien als erstem Mittel zur Bekämpfung einer Infektion macht den Einsatz von Antibiotika in vielen Fällen überflüssig – es sei denn, es handelt sich um schwerwiegendere Infektionen, die auf ganzheitliche Behandlungsmethoden nicht ansprechen.

Wenn es auch sehr viel unproblematischer ist, homöopathische Arzneien bei einem Kind einzusetzen, das noch nicht mit konventionellen Medikamenten behandelt worden ist – in der Realität ist diese Ausgangsposition vielfach nicht gegeben. Obwohl die Situation nicht ideal ist, wenn Ihr Kind bereits konventionelle Medikamente einnimmt, lohnt sich dennoch die Selbstanwendung homöopathischer Medikamente, besonders dann, wenn die Symptome Ihres Kindes klar für den Einsatz eines bestimmten Mittels sprechen. Antibiotika und andere Medikamente können zwar die Wirkungsweise homöopathischer Arzneien beeinträchtigen – Sie brauchen sich jedoch keine Gedanken über mögliche toxische Wechselwirkungen zwischen den beiden Arten von Arzneien zu machen. Homöopathische Medikamente beeinflussen die Lebenskraft des Patienten, ohne dabei nachweisbare chemische Rückstände im Gewebe oder im Blutkreislauf zu hinterlassen.

Sie haben auch die Möglichkeit, zusammen mit Ihrem Kind einen Homöopathen aufzusuchen, nachdem die Einnahme eines konventionellen Medikaments beendet ist, insbesondere dann, wenn Sie den Eindruck haben, daß Ihr Kind diese Medikamente evtl. immer wieder einnehmen muß, weil eine Infektion ständig von neuem aufflammt (das gilt z. B. für Erkältungen, Halsentzündungen, Husten oder Ohrenentzündungen). Sie werden sehen, daß eine erfolgreiche homöopathische Behandlung Ihr Kind widerstandsfähiger macht und ihm dazu verhilft, eventuelle Infektionen schneller als bisher zu überwinden. Insgesamt wird Ihr Kind seltener und weniger heftig erkranken.

Falls Sie eine Selbstbehandlung Ihres Kindes mit homöopathischen Arzneien erwägen und dieses bereits seit längerer Zeit konventionelle Medikamente einnimmt wie z. B. Steroide, dann sollten Sie diese Medikamente auf keinen Fall abrupt absetzen. Eine Reduzierung der Dosis bei konventionellen Medikamenten erfordert vielfach eine sorgfältige Überwachung und sollte niemals ohne Wissen und Mithilfe Ihres Hausarztes erfolgen.

Wie kann ich meine Kenntnisse in der Selbstbehandlung mit homöopathischen Arzneien erweitern?

Wenn Sie mehr über die Selbstbehandlung mit homöopathischen Mitteln erfahren wollen, sollten Sie einen entsprechenden Kurs besuchen. Inzwischen werden viele solcher Kurse angeboten, und Sie haben dort Gelegenheit zum Erfahrungsaustausch mit anderen Anfängern oder um Fragen zu klären, die Sie sich bei der Lektüre dieses Buches gestellt haben.

Weitere Informationen zu Kursen in homöopathischer Selbstbehandlung finden Sie in den öffentlichen Bibliotheken Ihrer Stadt sowie bei den Institutionen, die Ausbildungen in Homöopathie anbieten.

Wie finde ich einen Homöopathen?

Ein Verzeichnis aller homöopathischen Ärzte in Deutschland erhalten Sie beim „Deutschen Zentralverein homöopathischer Ärzte" (DZVhÄ). Auskünfte über gute homöopathische Ärzte können Sie außerdem bei der „Deutschen Gesellschaft zur Förderung naturgesetzlichen Heilens e. V." einholen (die Adressen finden Sie auf S. 284).

Die offiziellen Verzeichnisse homöopathischer Ärzte sind gut geeignet, Ihnen einen ersten Überblick darüber zu vermitteln, wieviele dieser Ärzte es in Ihrer Gegend gibt. Eine einfache Methode, einen guten Homöopathen zu finden, ist aber auch, auf die „Mundpropaganda" zu achten. Mit anderen Worten: Wenn das Kind eines Ihrer Freunde oder Verwandten bereits von einem Homöopathen behandelt worden ist und die Eltern diesen als professionell arbeitend, sympathisch, gut informiert und sensibel für ihre Bedürfnisse empfunden haben, dann ist dieser Homöopath vielleicht auch der Richtige für sie. Vergessen Sie jedoch nicht, daß die Beziehung zwischen dem behandelnden Arzt und/oder Homöopathen und seinem Patienten jeweils einzigartig ist, und daß etwas, das für einen Menschen gut war, bei einem anderen vielleicht nicht funktioniert. Nichtsdestotrotz kann eine Empfehlung von Freunden oder Verwandten Sie anfänglich einen großen Schritt weiter bringen. Die Mütter von Spielkameraden Ihres Kindes aus Schule oder Kindergarten oder Lehrer bzw. Lehrerinnen können übrigens ebenfalls eine wertvolle Informationsquelle sein, was die Homöopathen in der Umgebung angeht.

Außerdem können Sie auf diese Weise auch Informationen über Homöopathen sammeln, die in den offiziellen Registern nicht auftauchen, weil sie ihre Ausbildung vor der Errichtung des derzeit gültigen Ausbildungssystems beendet haben.

Sie können auch in den „Gelben Seiten" unter den Überschriften „Ärzte: Homöopathie" sowie „Ärzte: Naturheilverfahren" nachschlagen, wenn Ihnen keine andere Informationsquelle verfügbar ist.

Wenn Sie glauben, daß auf bestimmte Bedürfnisse Ihres Kindes in spezieller Weise eingegangen werden sollte, können Sie zunächst in der Praxis eines Homöopathen anrufen, um das, was Ihnen wichtig ist, kurz mit dem Homöopathen/der Homöopathin oder der Sprechstundenhilfe zu besprechen. Im Rahmen eines solchen Telefongespräches können Sie auch Fragen zur praktischen Vorgehensweise stellen, etwa dazu, wieviel Zeit die erste Konsultation und weitere Gespräche normalerweise jeweils beanspruchen und wie hoch im allgemeinen die Behandlungskosten sind.

Was passiert, wenn ich mit meinem Kind zum ersten Mal zu einem Homöopathen gehe?

Das erste Gespräch mit dem Homöopathen dauert recht lange: Normalerweise etwa eine bis anderthalb Stunden. Der Zeitaufwand hängt jedoch auch vom Alter Ihres Kindes ab. Den Fall eines wenige Wochen alten Babys aufzunehmen dauert natürlich weniger lang als das Zusammenstellen aller relevanten Informationen bei einem sechs- oder siebenjährigen Kind.

Der Homöopath wird Sie sehr eingehend befragen, weil er detaillierte Informationen über das aktuelle Problem und den allgemeinen Gesundheitszustand Ihres Kindes benötigt, ebenso dazu, welche Medikamente Ihr Kind evtl. gegenwärtig einnimmt oder in der Vergangenheit eingenommen hat. Darüber hinaus wird er versuchen, ein möglichst klares Bild von der emotionalen und seelischen Befindlichkeit Ihres Kindes zu gewinnen. Falls Ihr Kind noch zu klein ist, um selber sprechen zu können, ist der Homöopath darauf angewiesen, soviel Informationen wie möglich von Ihnen und aus Ihrer Perspektive zu erhalten. Zusätzlich wird er sich während dieses ersten Gespräches ein allgemeines Bild zu machen versuchen. Wenn Ihr Homöopath/Ihre Homöopathin auch über eine schulmedizinische Ausbildung verfügt, wird er oder sie evtl. außerdem einige grundlegende körperliche Untersuchungen oder Tests durchführen.

Falls Ihr Kind bereits selber sprechen kann, wird der Homöopath sich unter Umständen alleine mit ihm unterhalten wollen. Dies kann sehr hilfreich sein, um ihm einen ersten Eindruck der emotionalen und psychischen Besonderheiten Ihres Kindes zu vermitteln.

Sie können Ihrem Kind den Besuch beim Homöopathen erleichtern, indem Sie einige seiner Lieblingsspielzeuge mitnehmen. Das können ein Schmusetier, ein Buch oder Buntstifte sein. Auch wenn viele Homöopathen in ihrer Praxis ebenfalls Kinderspielzeug bereithalten, wird eigenes Spielzeug Ihrem Kind zum einen die Zeit verkürzen, während der Homöopath sich mit Ihnen unterhält, und zum anderen werden die vertrauten Dinge Ihrem Kind einen Teil der Unsicherheit nehmen, die es in der ungewohnten Umgebung verspürt.

Nachdem er alle wesentlichen Informationen zum Fall Ihres Kindes notiert hat, wird der Homöopath die Gesamtheit der Informationen auswerten und daraufhin dasjenige homöopathische Mittel verschreiben, das am besten zu den Symptomen Ihres Kindes paßt. Vielfach wird die Einnahme dieses Mittels in Form einer einzelnen Tablette oder durch die tägliche Einnahme einer Tablette während einiger Tage erfolgen. Sobald Sie bei Ihrem Kind eine Reaktion festgestellt und diese dem Homöopathen mitgeteilt haben, wird dieser darüber entscheiden, ob Sie mit der nächsten Dosis des Mittels abwarten oder Ihrem Kind eine weitere Dosis geben sollten oder ob evtl. ein anderes Mittel erforderlich ist. Unter Umständen ist es während der ersten Monate der Behandlung notwendig, daß Sie mit Ihrem Kind etwa alle vier bis sechs Wochen den Homöopathen aufsuchen, damit dieser feststellen kann, ob ihr Kind Fortschritte macht oder nicht.

Arzneibilder

Um zu sehen, wie Sie die im folgenden dargestellten Symptomprofile der wichtigsten Arzneien verwenden sollten, schlagen Sie bitte unter der Überschrift *Zum Gebrauch dieses Buches* in Kapitel 2 (S. 34) nach.

Aconitum

Angezeigt besonders im Frühstadium von Erkrankungen (d. h. in den ersten 24 bis 48 Stunden seit Beginn der Erkrankung), wenn Fieber und Unruhe auftreten; besonders dann, wenn die Erkrankung dadurch bedingt ist, daß das Kind kalten, trockenen Wind abbekommen oder ein schweres emotionales Trauma erlitten hat. Gut geeignet auch bei Angst und bösen Vorahnungen vor einem Krankenhausaufenthalt.

Seelisches Erscheinungsbild

- Ausgeprägte Ängstlichkeit und Furchtsamkeit bis hin zur Panik: Das Kind ist überzeugt, daß es sterben muß.
- Die Symptome treten nach einem Schock oder emotionalen Trauma auf.
- Ausgeprägte seelische, emotionale und körperliche Empfindlichkeit.
- Unerträgliche Schmerzen, das Kind will nicht berührt werden.

Fieber

- Plötzlich einsetzendes Fieber bei heißem Kopf und kühlem Körper.
- Vielfach folgt das Fieber darauf, daß das Kind kaltem, trockenem Wind ausgesetzt war.
- Oft folgt das Fieber auf Unterkühlung.

Kopf

- Plötzlich einsetzende Kopfschmerzen, begleitet von Fieber und Schüttelfrost.
- Kopfschmerzen oder Schwindelgefühl folgen oft einem aufregenden oder beängstigenden Erlebnis.

Augen

- Lichtempfindlichkeit; die Augen sind gerötet, brennen und tränen.
- Die Augensymptome entwickeln sich sehr schnell und heftig.
- Vielfach angezeigt bei Verletzungen des Auges, die mit einer Schwellung und einem Gefühl des Brennens einhergehen.

Ohren

- Plötzlich einsetzende Ohrenschmerzen, nachdem das Kind stark gefroren oder kalten, trockenen Wind abbekommen hat.
- Überempfindlichkeit gegen Lärm bei starken Schmerzen in den Ohren.
- Das Kind hat so starke Schmerzen, daß es vor Angst und Qual schreit.

Nase, Hals

- Verstopfte, heiße Nase mit klarem Sekret. Die Beschwerden setzen plötzlich ein und sind dadurch bedingt, daß das Kind der Kälte ausgesetzt war.

- Die Nase fühlt sich besser an, wenn das Kind draußen an der frischen Luft ist.
- Trockener, kribbelnder Hals, Heiserkeit und Schluckbeschwerden.
- Schmerzen und Engegefühl im Hals beim Schlucken.

Brustkorb
- Krupphusten, bedingt durch kalte Luft oder weil das Kind Angst hat.
- Bald nach Beginn der Nacht wacht das Kind mit einem heftigen Husten und Erstickungsanfällen auf.
- Der Husten verschlimmert sich beim Sprechen, beim Essen und Trinken, durch Aufregung oder während der Nacht.

Verdauungstrakt
- Alles außer Wasser schmeckt bitter.
- Plötzlich einsetzende Magenverstimmungen mit auffallendem Durst nach Wasser.
- Das Kind ist in der Magenregion sehr empfindlich, was sich durch Bewegung verschlimmert.
- Plötzlich einsetzender Durchfall mit ausgeprägter Unruhe.

Schlaf
- Das Kind ist tagsüber schläfrig und nachts unruhig.
- Gestörter Schlaf mit Angst und Alpträumen.
- Das Kind wirft sich im Schlaf unruhig hin und her.

Haut
- Sehr empfindliche Haut. Schon die geringste Berührung wird als unangenehm empfunden.

Schlechter durch
- Starke Temperaturwechsel
- Warme, stickige Räume

- Nachts
- Auf der schmerzenden Seite liegen

Besser durch
- Frische Luft
- Ungestörter Schlaf
- Schwitzen

Allium cepa

Seelisches Erscheinungsbild
- Ausgeprägte Schmerzempfindlichkeit.
- Ängstlich oder in sich zurückgezogen, Schnupfen.

Kopf
- Dumpfe Kopfschmerzen bei kühlem Kopf, die abends und in warmen Räumen schlimmer werden. Besserung im Freien, an der frischen Luft.

Augen
- Die Augen tränen, der Ausfluß brennt jedoch nicht.
- Das linke Auge ist evtl. stärker betroffen als das rechte.
- Die Augen sind empfindlich, besonders gegen helles Licht.
- Geschwollene Augenränder, die stechen, brennen und gereizt sind.

Nase
- Stark laufende Nase, was zu einer wunden Oberlippe führt; Nase und Augen laufen gleichzeitig.
- Heftiges Niesen, wenn das Kind mit Pollen in Berührung kommt.

Brustkorb

- Kribbeln im Hals, das Husten auslöst.
- Husten und gleichzeitiges Niesen, die durch das Einatmen von kalter Luft evtl. schlimmer werden.
- Das Engegefühl in der Brust wird von Abend zu Abend schlimmer.

Schlechter durch

- Warme Räume
- Abends
- Ruhe

Besser durch

- Frische Luft
- Kälte im allgemeinen

Antimonium crudum

Die Symptome setzen ein, nachdem das Kind beim Baden in kühlem Wasser gefroren hat oder kalte Luft abbekommen hat. Die Mehrzahl der Symptome ist begleitet von Erschöpfung und Entkräftung.

Seelisches Erscheinungsbild

- Das Kind mag es nicht, wenn man sich ihm nähert und ihm Fragen stellt.
- Es ist leicht reizbar, wütend oder bockig.
- Versuche einer Annäherung werden wütend zurückgewiesen.

Fieber

- Starkes Frösteln, kein Durst, gefolgt von Hitze, Schwitzen und dem Verlangen, etwas zu trinken.
- Schwitzen bei Anstrengung und nachts.

Kopf

- Kopfschmerzen, bedingt dadurch, daß das Kind friert oder unter einer Magenverstimmung leidet.

Augen

- Wunde, sehr lichtempfindliche Augen, entzündete Augenlider, die nachts zusammenkleben.
- Stark juckende Augen; die Augenlider sind entzündet und kleben nachts zusammen.

Ohren

- Hitzegefühl in den Ohren, stechende Schmerzen.
- Zeitweise Schwierigkeiten beim Hören, summendes Geräusch im Ohr.

Nase, Hals

- Entzündete, verkrustete Nasenlöcher.
- Verstopfte Nase, die sich nachts und in warmen Räumen verschlimmert.

Brustkorb

- Husten, der sich verschlimmert, wenn das Kind in einen warmen Raum kommt.
- Der erste Hustenanfall ist am schlimmsten; nachfolgende Anfälle sind weniger heftig.
- Krampfartige Hustenanfälle mit einem brennenden Gefühl im Brustkorb.

Verdauungstrakt

- Völlegefühl, das sich durch Erbrechen und das Ablassen von Blähungen nicht lindern läßt.
- Aufgeblähter Bauch, der sich brennend anfühlt.
- Nachts wäßriger Durchfall, evtl. ausgelöst durch Frieren nach Überhitzung.
- Abwechselnd Durchfall und Verstopfung.

Haut

- Heiß und kribbelnd, was durch Bewegung schlimmer wird.
- Stark juckender Hautausschlag, der bläulich gefärbt ist.

Schlechter durch

- Wärme
- Frieren
- Nachts
- Berührung

Besser durch

- Stillhalten
- Hinlegen

Antimonium tartaricum

Weniger angezeigt im frühen Stadium der Erkrankung. Am ehesten angezeigt, wenn die Krankheit voll ausgebildet ist, nachdem die Symptome sich schleichend entwickelt haben.

Seelisches Erscheinungsbild

- Das Kind ist sehr reizbar, ängstlich und unruhig.
- Jede Anstrengung ist zuviel: Das Kind kann sich zu nichts aufraffen.
- Obwohl es darunter leidet, wenn man sich ihm aufmerksam zuwendet, wird das Kind gerne umhergetragen.
- Evtl. ist es besonders anschmiegsam.

Fieber

- Das Kind fröstelt, ist blaß und fühlt sich kühl an.
- Seine Haut fühlt sich feuchtkalt an.
- Trotz des Fröstelns beschwert sich das Kind über zu

große Wärme im Zimmer oder darüber, zu warm zugedeckt zu sein.

Kopf

- Das Kind hat ein dumpfes Gefühl im Kopf und fühlt sich benommen.
- Evtl. Verwirrung.

Augen

- Das Kind hält aufgrund der Beschwerden die Augen geschlossen.
- Die Augen fühlen sich müde und beansprucht an.

Nase, Hals

- Evtl. ausgiebiges Nasenbluten.
- Die Atemwege reagieren sehr empfindlich auf feuchtes Wetter.
- Halsentzündung mit reichlich Sekret.

Brustkorb

- Es wird reichlich Schleim gebildet, der sich nur schwer abhusten läßt.
- Bedingt durch den Schleim rasselndes und blubberndes Geräusch im Brustkorb.
- Der Husten ist frühmorgens und beim Essen schlimmer, ebenso, wenn das Kind wütend wird.
- Das Kind wacht nachts auf und bekommt keine Luft, weil die inneren Atemwege stark verschleimt sind.
- Das Kind leidet wiederholt unter Bronchitis.

Verdauungstrakt

- Im Mund sammelt sich reichlich Speichel.
- Die Zunge ist pelzig-weiß belegt.
- Starke Übelkeit, die sich durch Erbrechen bessert.
- Durchfall mit schneidenden, krampfartigen Schmerzen.

- Erbrechen und Durchfall sind verbunden mit kaltem Schweiß und Erschöpfung.

Schlaf

- Nach dem Erbrechen ist das Kind sehr schläfrig.
- Beim Aufwachen ist dem Kind schwindlig, und es ist verwirrt.

Haut

- Großflächiger, bläulich gefärbter Hautausschlag, von dem nach dem Abheilen bläulich-rote Narben zurückbleiben.

Schlechter durch

- Wechsel zu feuchtkaltem Wetter
- Kalte Bäder
- Abends
- Hinlegen

Besser durch

- Schleim abhusten
- Aufsetzen
- Blähungen ablassen/Aufstoßen
- Kühle Luft

Apis

Seelisches Erscheinungsbild

- Das Kind ist sehr geschäftig, nervös und reizbar.
- Überempfindlichkeit gegen geringsten Körperkontakt oder Berührungen.
- Die Beschwerden treten evtl. nach erhöhter Belastung oder emotionaler Aufregung auf.

Fieber

- Hohes Fieber, jedoch kein Durst
- Durst tritt auf, nachdem hohes Fieber wieder nachgelassen hat. Das Kind klagt über Frösteln.
- Bedürfnis nach Kühle, Abneigung gegen Wärme in jeder Form.

Kopf

- Heißer Kopf, pochende Kopfschmerzen.
- Die Kopfschmerzen werden schlimmer in warmen Räumen und bei Erschütterung.

Augen

- Augenlider schwellen stark an: Die unteren Augenlider wirken wie Tränensäcke.
- Tränende, lichtempfindliche Augen.
- Baden der Augen in kaltem Wasser bringt zeitweilige Linderung.

Nase, Hals

- Heftiges Niesen, verstopfte Nasenlöcher und spärlicher Ausfluß aus der Nase.
- Geschwollener Hals; das Zäpfchen ist geschwollen und wirkt evtl., als sei es mit Wasser vollgesogen.
- Schluckbeschwerden, bedingt durch die Schwellung: Selbst das schluckweise Trinken von Wasser bereitet Schwierigkeiten.
- Engegefühl im Hals.

Brustkorb

- In warmen Räumen Erstickungsgefühle.
- Atembeschwerden, die schlimmer werden, wenn das Kind sich nach vorne oder nach hinten beugt.

Verdauungstrakt

- Schwellungen und Spannungsgefühle im Bereich des Bauches, der berührungsempfindlich ist.
- Brennende Schmerzen im Bauch, die beim Niesen schlimmer werden.
- Nach Durchfall wunder, brennender After. Die Schmerzen werden durch Baden in kühlem Wasser gelindert.

Schlaf

- Das Kind schläft unruhig und schreit im Schlaf auf.
- Es rutscht nachts ständig im Bett umher, um eine kühle Stelle zu finden.
- Evtl. stößt das Kind die Bettdecke weg, um sich Abkühlung zu verschaffen.

Haut

- Hellrote Schwellungen, die aussehen, als sei Wasser unter der Haut eingeschlossen.
- Stechender, juckender Hautausschlag, der durch kühle Bäder deutlich gelindert werden kann und sich durch Wärme in jeder Form merklich verschlimmert.
- Das Mittel ist vielfach angezeigt bei Nesselausschlag, der von einer Überhitzung herrührt.

Schlechter durch

- Wärme in jeder Form: Offenes Feuer, warme Bäder, stikkige Räume.
- Berührung
- Hinlegen
- Nach dem Schlafen
- Nachts

Besser durch

- Kälte in jeder Form: Kühle Luft, Kälteanwendungen oder aufgedeckt/ausgezogen werden.

- Umhergehen
- Aufrecht sitzen

Arnica

Das Mittel, das zuerst in Erwägung gezogen werden sollte bei Blutergüssen und Quetschungen, nach einem Schock oder Trauma.

Seelisches Erscheinungsbild
- Unmittelbar nach dem Unfall, der den Schock ausgelöst hat, will das Kind alleine gelassen werden: Es stößt jeden von sich, der helfen will.
- Aufgrund starker Schmerzen möchte es nicht, daß sich irgend jemand nähert, um Berührungen zu vermeiden.
- Bedingt durch die Schmerzen ist es reizbar.

Kopf
- Schwindel nach dem Aufwachen oder Gehen, der sich verschlimmert, wenn das Kind die Augen schließt.
- Einseitige Kopfschmerzen, verbunden mit Übelkeit.

Augen
- Blutergüsse oder Blutungen nach einer Verletzung.
- Überanstrengte Augen oder Bindehautentzündung mit einem Gefühl des Brennens.

Ohren
- Nach einer Verletzung Verlust oder Einschränkung des Hörvermögens: Das Kind nimmt Geräusche nur noch gedämpft wahr.
- Stechende Schmerzen in oder um die Ohren.

Nase, Hals

- Auf ein Kribbeln in der Nase oder eine Verletzung folgt Nasenbluten.
- Wundes, schmerzendes Gefühl im Hals.

Brustkorb

- Stechende Schmerzen im Brustkorb, die sich durch Bewegung und beim Husten verschlimmern.
- Trockener, kribbelnder Husten, der morgens schlimmer ist.
- Vor einem Hustenanfall schreit das Kind.

Verdauungstrakt

- Übelkeit mit verstärkter Speichelbildung.
- Krampfartige Bauchschmerzen, verbunden mit Blähungen.
- Unfreiwilliger Durchfall.

Schlaf

- Sehr unruhig; es scheint, als sei dem Kind das Bett zu hart.
- Bei Müdigkeit klagt das Kind über Schmerzen am ganzen Körper.
- Aufgrund von Übermüdung kann das Kind nicht einschlafen.
- Einschlafschwierigkeiten bis zum frühen Morgen: Kaum schläft das Kind, wacht es durch einen schlimmen Traum auch schon wieder auf.

Haut

- Berührungsempfindliche Blutergüsse und schmerzende Wundheit.
- Furunkel, die bereits sehr schmerzhaft sind, wenn sie noch gar nicht voll ausgebildet sind.
- Allgemeine Schmerzen, Gefühl des Pochens und Brennens, verbunden mit einem Gefühl der Erschöpfung.
- Bedingt durch die Schmerzen ist das Kind unruhig.

Schlechter durch

- Feuchtigkeit
- Kälte
- Bewegung
- Berührung

Besser durch

- Ungestört liegen, wobei der Kopf tiefer liegt als der Körper

Arsenicum album

Seelisches Erscheinungsbild

- Das kranke Kind ist sehr ängstlich und entkräftet.
- Starke körperliche und seelische Unruhe.
- Das Kind ist überempfindlich und neigt dazu, um alles unnötig viel Aufhebens zu machen.
- Große Angst bis hin zu Panik bei Beginn der Nacht.
- Wenn man es allein läßt, fühlt sich das Kind deutlich schlechter.

Fieber

- Das Fieber ist begleitet von starkem Frösteln; das Kind hat das Gefühl, als liefen eisige Schauer durch seinen Körper.
- Trotzdem empfindet es vielleicht von Kopf bis Fuß ein Gefühl des Brennens, das durch Wärmeanwendungen gelindert wird.
- Bei Fieber nippt das Kind am liebsten an warmen Getränken, anstatt große Schlucke zu nehmen.

Kopf

- Kopfschmerzen, Übelkeit, evtl. Erbrechen.
- Kühle, frische Luft wirkt lindernd lediglich bei Beschwerden am Kopf, nicht an anderen Teilen des Körpers.

- Kopfschmerzen treten oft abends oder im Laufe des Nachmittags auf und werden am späteren Abend stetig schlimmer.

Augen
- Gerötete, brennende, sehr lichtempfindliche Augen.
- Schwellung der oberen und unteren Augenlider.
- Die Augenbeschwerden werden durch Wärme gelindert.

Nase, Hals
- Heftiges Niesen mit spärlichem, klarem Ausfluß aus der Nase.
- Durch den Ausfluß aus der Nase sind Nasenlöcher und Oberlippe wund und gerötet.
- Brennende Halsschmerzen, die durch warme Getränke gelindert werden.

Brustkorb
- Trockener Husten, der nachts schlimmer ist und sich bessert, wenn das Kind sich im Bett aufsetzt.
- Während der Hustenanfälle muß das Kind keuchen und ist ängstlich.
- Der Husten wird schlimmer durch Hinlegen, Essen oder wenn das Kind im Freien ist.
- Panikreaktionen oder Streß führen vielfach dazu, daß sich Asthma-Symptome entwickeln.

Verdauungstrakt
- Brennende Schmerzen im Bauch, die durch warme Getränke und Wärmeanwendungen gelindert werden.
- Gleichzeitig Erbrechen und Durchfall, begleitet von Erschöpfung und Unruhe.
- Warme Getränke, schluckweise getrunken, behält das Kind bei sich; kalte Getränke werden sofort wieder erbrochen.

Schlaf

- Das Kind ist tagsüber schläfrig und kann nachts nicht schlafen.
- Nachts, wenn alle Symptome sich verschlimmern, ist es sehr unruhig.
- Das Kind weigert sich, im Bett zu bleiben und läuft umher.

Haut

- Juckende, brennende Haut, was sich durch Kratzen erheblich verschlimmert.
- Evtl. kratzt sich das Kind so heftig, daß die Haut näßt und blutet.
- Nach dem Reiben der Haut bessert sich das Jucken zeitweilig, das Brennen bleibt jedoch.
- Der Hautausschlag wird besser durch Wärme.

Schlechter durch

- Kälte in jeder Form
- Nach Mitternacht
- Allein sein
- Zugluft
- Flach im Bett liegen

Besser durch

- Wärme in jeder Form
- Aufrecht im Bett sitzen
- Gesellschaft haben
- Kopfschmerzen bessern sich durch frische Luft

Belladonna

Wie Aconitum ist auch dieses Mittel häufig im Frühstadium einer Erkrankung erforderlich, besonders dann, wenn die Symptome schnell und heftig eingesetzt haben. Zur Behandlung von späteren Stadien der Erkrankung, in denen die Symptome voll ausgebildet sind, eignen sich andere Mittel meist besser.

Seelisches Erscheinungsbild

- Das Kind ist krankheitsbedingt sehr reizbar und schlecht gelaunt.
- Kinder, die normalerweise ruhig und schnell zufriedenzustellen sind, werden krankheitsbedingt schwierig und empfindlich.
- Das Kind ist übererregbar, was zu Schläfrigkeit und Lethargie führen kann.
- Anregungen jeder Art wie laute Geräusche, Licht und Bewegung wirken sich sehr nachteilig aus.
- Bei hohem Fieber phantasiert das Kind eventuell.
- Es ist eher reizbar als ängstlich.

Fieber

- Schnell sich entwickelndes hohes Fieber bei sehr trockener, heißer, geröteter Haut.
- Obwohl das Kind durch das Fieber stark erhitzt ist, fühlt es sich durch jede Art von Kälte schlechter.
- Das Fieber führt evtl. zu einem heißen Kopf, während die Extremitäten kalt sind.
- Das Kind schwitzt an den Teilen des Körpers, die bedeckt sind.
- Der Puls ist durch das Fieber stark beschleunigt.

Kopf

- Heftige Kopfschmerzen bei sehr empfindlicher Kopfhaut: Das Kind möchte nicht, daß man sein Haar berührt.
- Durch Zurückbeugen des Kopfes kann es sich evtl. Erleichterung verschaffen.
- Entgegen dem allgemeinen Symptombild des Mittels bessern sich die Kopfschmerzen u. U. an frischer Luft und durch Kälteanwendungen.
- Die Kopfschmerzen werden deutlich schlimmer, wenn das Kind den Kopf nach vorne beugt, wenn es flach liegt sowie durch helles Licht und Erschütterung.

Augen

- Die Pupillen sind durch hohes Fieber erweitert.
- Die Augen fühlen sich heiß an und sehen rot und entzündet aus.
- Unregelmäßiges, krampfartiges Zucken der Augenlider.

Ohren

- Plötzlich einsetzende, heftige Ohrenschmerzen, häufig nachdem das Kind der Kälte ausgesetzt war.
- Schmerzen vielfach nur im rechten Ohr.
- Das Gehör wird unangenehm verstärkt, das Kind reagiert überempfindlich auf Stimmen.

Nase, Hals

- Rote, geschwollene Nasenspitze, ebenso allgemein gerötetes Gesicht.
- Deutlich verfeinerter Geruchssinn mit einem unangenehmen Geruch in der Nase.
- Starke, pochende Halsschmerzen, trockener Hals, Schluckbeschwerden.
- Um Getränke herunterzuschlucken, beugt sich das Kind nach vorne.
- Stark entzündete Mandeln, evtl. besonders auf der rechten Seite.

- Schnell sich entwickelnde Heiserkeit oder kompletter Verlust der Stimme.

Brustkorb
- Trockener, bellender Husten, der nachts beim Hinlegen, durch Weinen und durch tiefes Einatmen schlimmer wird.
- Zeitweilige Linderung, nachdem Schleim abgehustet werden konnte.
- Den Hustenanfällen geht ein störendes Kribbeln im Hals voraus.

Verdauungstrakt
- Krampfartige Schmerzen im Magen- und Darmbereich, die besser werden, wenn das Kind sich nach vorne oder nach hinten beugt.
- Ober- und Unterbauch reagieren sehr empfindlich auf Berührung durch Kleidung oder durch die Bettdecke.
- Durchfall mit ständigem Stuhldrang.

Schlaf
- Das Kind schläft sehr unruhig und zuckt im Schlaf.
- Beim Einschlafen wird es ruckartig wieder wach oder fährt nach einem Alptraum aus dem Schlaf auf.
- Das Kind spricht oder stöhnt im Schlaf.
- Obwohl es sehr schläfrig ist, kann es nicht einschlafen.

Haut
- Sehr trockene, gerötete Haut, von der die Hitze ausstrahlt.
- Die Haut schmerzt stark und reagiert überempfindlich auf Berührung.
- Im Falle eines Sonnenbrandes sollte zunächst die Anwendung von Belladonna erwogen werden.

Schlechter durch

- Jede Art von Anregung
- Liegen auf den Teilen des Körpers, die wehtun
- Kälte und Zugluft

Besser durch

- Ungestört ausruhen
- Mit erhöht liegendem Oberkörper im Bett liegen
- Warme, ruhige, dunkle Räume
- Den Kopf nach hinten beugen

Bryonia

Vielfach angezeigt, wenn sich die Symptome langsam und schleichend entwickeln.

Seelisches Erscheinungsbild

- Auf Störungen reagiert das Kind sehr reizbar und schlecht gelaunt.
- Es neigt zur Unzufriedenheit und ist schwer zufriedenzustellen: Es bittet um etwas, das es dann zurückweist.
- Obwohl es in seinem eigenen Bett liegt, weint das Kind und sagt, daß es nach Hause will.
- Es möchte still in einem ruhigen Raum liegen: starke Abneigung gegen jede Art von Anstrengung.

Fieber

- Hohes Fieber mit starkem Durst nach kalten Getränken in großen Mengen.
- Aversion gegen warme Räume und dagegen, zu warm zugedeckt zu sein.
- Durch das Fieber ist das Kind verschwitzt, besonders nachts.

Kopf

- Heftige Kopfschmerzen im Bereich der Stirn, die durch jede Art von Bewegung schlimmer werden, besonders beim Bücken.
- Die Kopfschmerzen sind vielfach durch Verstopfung bedingt.
- Die Schmerzen verschlimmern sich durch Wärme und bessern sich durch Kälteanwendungen.

Augen

- Wunde, empfindliche Augen, die sich bei der geringsten Bewegung schlimmer anfühlen.
- Die Augen sind heiß und fühlen sich sandig an.

Nase, Hals

- Verstopfte Nase und Schmerzen im Bereich der Stirn.
- Die Nase ist wund, gerötet und geschwollen.
- Allgemeine Trockenheit der Atemwege, was zu Reizbarkeit der Schleimhäute im Hals und im Bereich der Bronchien führt.
- Spärliche Schleimbildung; der Schleim kann nur schwierig ausgeschieden werden.

Brustkorb

- Trockener, kribbelnder Reizhusten, möglicherweise verbunden mit dem Gefühl, keine Luft mehr zu bekommen.
- Krampfartige Hustenanfälle treten vielfach auf, sobald das Kind einen warmen Raum betritt.
- Das Kind möchte tief einatmen, was den Husten jedoch noch verschlimmert.
- Schmerzen im Brustkorb, die durch festen Druck gelindert werden: Das Kind hält oder preßt die Hände gegen den schmerzhaften Bereich im Brustkorb oder am Kopf, während es hustet.

Verdauungstrakt

- Sehr trockener Mund bei auffallendem Durst.
- Essen und Bewegung verschlimmern die Übelkeit.
- Die Übelkeit läßt sich durch Aufstoßen vorübergehend lindern.
- Das Kind zieht bei Bauchkrämpfen die Beine an den Bauch.
- Entkräftender Durchfall, der sich deutlich verschlimmert, wenn das Kind sich bewegt.
- Der Durchfall ist evtl. bedingt durch den Verzehr säurehaltiger Früchte.
- Bei Verstopfung ist der Stuhlgang in charakteristischer Weise trocken, groß, hart, dunkel gefärbt und kann nur unter Schwierigkeiten ausgeschieden werden.

Schlaf

- Das Kind ist tagsüber schläfrig und kann nachts nur unter großen Schwierigkeiten schlafen.
- Der Schlaf wirkt nicht erholsam; das Kind neigt dazu, beim Einschlafen erschreckt wieder aufzuwachen.

Schlechter durch

- Wärme im allgemeinen
- Körperliche oder geistige Anstrengung
- Aufrecht sitzen
- Sich bewegen, besonders nach dem Aufwachen

Besser durch

- Ruhe
- Ruhig liegen
- Festen Druck auf den schmerzhaften Bereich
- Schwitzen
- Kälte im allgemeinen

Calcium carbonicum

Dieses Mittel ist nur selten zur Behandlung kurzfristiger, akuter Beschwerden erforderlich. Am häufigsten wird es zur längerdauernden Behandlung konstitutionell bedingter Beschwerden verwendet. Aus diesem Grund braucht es nicht in regelmäßig wiederholter Dosis verabreicht zu werden.

Seelisches Erscheinungsbild

- Willensstarke, eigensinnige Kinder, die zu bewältigende Aufgaben mit verbissener Entschlossenheit angehen: Sie haben ihr eigenes Tempo und wollen nicht gehetzt werden.
- Wenig Ausdauer: Erschöpfung kann sehr schnell auftreten.
- Sensible Kinder, die vieles fürchten, z. B. Dunkelheit, Alleinsein oder daß andere Menschen ihre Verwirrung und Qual bemerken könnten.
- Anhängliche Kinder, die sehr wenig Kritik ertragen können.
- Kinder, die langsam oder zurückgezogen erscheinen. Wichtige Entwicklungsschritte wie das Sich-Schließen der Fontanellen, das Zahnen und Laufenlernen erfolgen langsamer als erwartet.

Fieber

- Kinder, die mit Calcium Carbonicum behandelt werden müssen, leiden im Winter wiederholt unter Infektionen wie z. B. Erkältungen, Husten, Halsschmerzen, geschwollenen Lymphdrüsen und Ohrenschmerzen.
- Obwohl das Kind über Hitzewallungen klagt, fühlen sich seine Extremitäten feucht-kalt und sehr klamm an.
- Wenn das Kind Fieber hat, kann es bei Anstrengung zu plötzlichen Schweißausbrüchen kommen.

- Das Kind neigt allgemein zum Schwitzen, besonders an Kopf und Füßen, wenn es nachts im Bett liegt.

Kopf

- Übelkeit erregende Kopfschmerzen, die durch Wärme gelindert und durch Kälte und kalten Luftzug verschlimmert werden.
- Schmerzen werden generell durch Ruhe gelindert.

Augen

- Die Augen ermüden leicht und das Kind hat dann den Eindruck, alles nur noch wie durch einen Schleier hindurch wahrzunehmen.
- Schnell auftretende Überanstrengung der Augenmuskeln beim Lesen oder Fernsehen.

Ohren

- Im Winter chronische Ohrenentzündungen mit geschwollenen Lymphdrüsen.
- Hartnäckige Ohrenentzündungen, die das Hörvermögen beeinträchtigen.

Nase, Hals

- Dickflüssiger Ausfluß aus der Nase, die Nase ist wund und empfindlich.
- Im Winter wiederkehrende Halsentzündungen mit geschwollenen Lymphdrüsen.
- Heiserkeit ohne Halsschmerzen oder Verlust der Stimme beim Aufwachen.

Brustkorb

- Nachts kribbelnder Hustenreiz oder rasselnder Husten mit sehr viel dickflüssigem, gelbem Schleim, der süßlich schmeckt.

Verdauungstrakt

- Langsame Verdauung mit einer Tendenz zu hartnäckiger Verstopfung oder abwechselnd Verstopfung und Durchfall.
- Zu den Lieblings-Nahrungsmitteln des Kindes gehören Eier, Nudeln, Brot, Süßigkeiten und Salz. Evtl. versucht das Kind Kreide oder Kohle zu essen.
- Das Kind mag keine heißen Speisen, keine Milch und keine breiigen Gerichte.
- Bei Verstopfung fühlt es sich besser.

Schlaf

- Gestörter Schlaf; das Kind neigt zu wiederkehrenden Alpträumen. Es ist beim Aufwachen derart aufgeregt, daß es nur schwer wieder zu beruhigen ist.
- Es schlafwandelt oder knirscht nachts mit den Zähnen.

Haut

- Evtl. allgemein trockene Haut, die im Winter leicht Risse bekommt.
- Tendenz zu chronischen Hauterkrankungen wie Ekzeme, durch Windeln bedingter Hautausschlag und Milchschorf.

Schlechter durch

- Kälte, Feuchtigkeit
- Zugluft
- Wechsel von warmem zu kaltem Wetter

Besser durch

- Wärme
- Trockenes Wetter
- Bei Verstopfung

Calcium phosphoricum

Vielfach angezeigt bei schlecht heilenden Knochenbrüchen oder Schwierigkeiten beim Zahnen.

Seelisches Erscheinungsbild

- Allgemein nervöse, furchtsame und sensible Kinder.
- Reizbare Kinder, die am liebsten allein gelassen werden wollen.
- Widersprüchlich: Wenn die Kinder draußen sind, wollen sie nach drinnen und umgekehrt.
- Die Erkrankung folgt oft auf eine starke emotionale Belastung oder einen Schock.

Fieber

- Das Kind neigt allgemein zum Frösteln und leidet unter Kälte.
- Nachts schwitzt es stark.

Kopf

- Dumpfe Kopfschmerzen nach der Schule oder nach dem Fernsehen, die bei jeder körperlichen Anstrengung schlimmer werden und sich bei Ruhe bessern.
- Die Kopfschmerzen können auch auftreten, nachdem das Kind kalten Wind abbekommen hat. Sie breiten sich dann vielfach über den ganzen Kopf aus.

Augen

- Die Augen sind sehr lichtempfindlich; das Kind verspürt ein dauerndes Bedürfnis danach, sich die Augen zu reiben.
- Es hat ständig das unangenehme Gefühl, etwas im Auge zu haben.

Ohren

- Ohrenschmerzen, die durch Kälte bedingt sind, mit lästigem Ausfluß.
- Schmerzen und Ohrgeräusche.

Nase, Hals

- In kalten Räumen läuft die Nase, in warmen Räumen ist sie verstopft.
- Vom Naseputzen blutet die Nase.
- Geschwollene, wunde Nasenlöcher.
- Chronisch vergrößerte Mandeln mit einem Engegefühl im Hals.
- Es wird reichlich Schleim abgehustet, der sich zuvor im Hals befand.

Brustkorb

- Bei Kälte trockener Husten, dem Heiserkeit vorausgeht.
- Rasselnder Husten, bedingt durch Bronchialschleim, der nur schwer abgehustet werden kann.
- Der Husten wird beim Hinlegen besser.

Verdauungstrakt

- Schlechter Geschmack im Mund.
- Erbrechen und Bauchkrämpfe bei Babys nach jedem Füttern, das durch Aufstoßen und durch das Ablassen von Blähungen besser wird.
- Während des Zahnens wäßriger Durchfall oder grünlich gefärbter Stuhl.
- Die sich bildenden Zähne sind sehr weich und haben viele Löcher.

Schlaf

- Durch stärker werdende Schmerzen ist der Schlaf evtl. gestört.
- Schlaflosigkeit um die Mitte der Nacht.
- Morgens kehren die Beschwerden wieder.

Haut

- Häufig Ekzeme im äußeren Bereich des Ohres: Der gesamte Bereich sieht sehr geschwollen aus.

Schlechter durch

- Kälte, Feuchtigkeit
- Wetterwechsel zu winterlichem Wetter
- Kalter Wind
- Jede Art von Anstrengung

Besser durch

- Trockenes, warmes Wetter
- Warme Bäder
- Ruhe

Calendula

Vor allem zur äußerlichen Anwendung in Form von Lotion, Crème, Salbe oder verdünnter Tinktur. Durch seine antiseptischen Eigenschaften ist Calendula besonders geeignet zur Behandlung von Wunden und Hautabschürfungen, weil es blutstillend wirkt, die Heilung der Haut beschleunigt und Infektionen vorbeugt.

Carbo vegetabilis

Besonders angezeigt zur Behandlung der allgemeinen Schock-Symptome.

Seelisches Erscheinungsbild

- Das Kind ist apathisch und gleichgültig.
- Reizbarkeit.
- Das Kind ist verwirrt und in sich zurückgezogen.
- Es ist ängstlich und fürchtet sich vor der Dunkelheit.

Fieber

- Das Kind fröstelt, es ist verschwitzt und fühlt sich klamm an und hat ein starkes Bedürfnis nach frischer Luft: Es möchte, daß man ihm kühle Luft zufächelt.
- Blasse, bläulich gefärbte Haut.
- Obwohl es sich oberflächlich kühl anfühlt, ist das Kind innerlich sehr heiß, besonders im Bereich des Brustkorbs.

Kopf

- Kopfschmerzen mit einem Pochen in den Schläfen oder dem Gefühl, als sei ein enges Band um den Kopf gespannt.
- Die Schmerzen verschlimmern sich bei Bewegung und Anstrengung.

Augen

- Brennende Schmerzen in den Augen, mit schweren Lidern und juckenden Augenwinkeln.

Ohren

- Ohrgeräusche und ein Gefühl, als seien die Ohren verstopft.
- Chronische Ohrenschmerzen mit wäßrigem, brennendem, übelriechendem Ausfluß.

Nase, Hals

- Niesen und eine Tendenz zu häufigem Nasenbluten.
- Das Kind fühlt sich bei verschleimter Nase generell unwohl, was sich durch extreme Temperaturen verschlimmert.
- Die Nase fühlt sich kalt an und ist an der Spitze gerötet und wund.
- Brennendes Gefühl im Hals, das zu Heiserkeit führt.
- Halsschmerzen, die beim Sprechen, Räuspern und in feuchter Luft schlimmer werden.

Brustkorb

- Krampfartige Hustenanfälle enden häufig damit, daß das Kind keine Luft mehr bekommt oder sich erbrechen muß. Das Gesicht des Kindes ist gerötet.
- Nachdem das Kind sich hingelegt hat, treten Erstikkungsgefühle auf, die an der frischen Luft besser werden.
- Verschleimte Bronchien, die einen rasselnden Husten erzeugen. Der Schleim kann nur schwer abgehustet werden.
- Schwächegefühl sowie quälendes Brennen im Brustkorb.

Verdauungstrakt

- Übelkeit und allgemeine Empfindlichkeit dadurch, daß das Kind zuviel gegessen hat.
- Dauerndes Aufstoßen verschafft dem Kind zeitweilige Erleichterung.
- Brennendes Gefühl im Bauch.
- Krampfartige Schmerzen mit „Rumpeln" im Bauch und Durchfall.

Schlaf

- Im Schlaf zuckt das Kind
- Es wacht schweißbedeckt auf.

Schlechter durch

- Wärme
- Stickige Luft
- Feuchtigkeit
- Kälte
- Bewegung
- Nach dem Essen

Besser durch

- Frische Luft
- Luft zugefächelt bekommen

- Nach dem Schlafen
- Aufstoßen

Chamomilla

Seelisches Erscheinungsbild

- Das Kind schreit und weint vor Schmerz und Frustration.
- Es ist durch nichts zu beruhigen außer durch Geschaukelt- oder Umhergetragen-Werden.
- Aus Wut über die Schmerzen wirft es sein Spielzeug zu Boden.
- Starke Reizbarkeit und Ungeduld: Evtl. stößt das Kind voller Verzweiflung seinen Kopf gegen die Wand.
- Körperliche und emotionale Überempfindlichkeit.
- Aversion gegen Berührung.

Fieber

- Allgemein gerötete Haut: Manchmal ist eine Wange gerötet, während die andere blaß ist.
- Durst nach kaltem Wasser.
- Warmer Kopf, der feucht von Schweiß ist.
- Weil es sich erhitzt fühlt, bewegt das Kind ununterbrochen seine Füße im Bett, um eine kühle Stelle zu finden.

Kopf

- Kopfschmerzen, die durch Wut entstehen oder dadurch schlimmer werden.
- Linderung der Schmerzen durch Wärme und wenn das Kind warm eingepackt ist.

Augen

- Beim Aufwachen sind die Augen geschwollen, die Augenlider kleben zusammen.

Ohren

- Heftige Ohrenschmerzen, die sich verschlimmern, wenn das Kind sich nach vorne beugt. Es schreit in diesem Fall vor Schmerz auf.

Nase, Hals

- Verstopfte Nase mit heißem, wäßrigem Ausfluß.
- Häufiges Niesen ohne Auswurf.

Brustkorb

- Nachts kurzer, trockener Husten, der auch beim Sprechen auftritt.
- Der Husten stört den Schlaf des Kindes, das beim Aufwachen schlechte Laune hat.
- Wut oder Wutanfälle können zu einem Hustenanfall führen.

Verdauungstrakt

- Grünlicher wäßriger Stuhlgang, bedingt durch das Zahnen, der nach faulen Eiern riecht.
- Krampfartige Schmerzen, die durch das Ablassen von Blähungen nicht besser werden, aber durch lokale Wärmeanwendungen gelindert werden können.
- Das Kind krümmt sich und zieht die Knie an den Brustkorb hoch; es schreit vor Schmerzen.

Schlaf

- Der Schlaf ist gestört; das Kind wirft sich unruhig hin und her, stöhnt und fährt immer wieder aus dem Schlaf auf.

Schlechter durch

- Hitze und Zugluft
- Feuchtes, windiges Wetter
- Im ersten Teil der Nacht

Besser durch

- Feuchte, warme Luft
- Geschaukelt oder umhergetragen werden

Colocynthis

Seelisches Erscheinungsbild

- Den Schmerzen ist Wut, Frustration, Reizbarkeit oder Trauer vorausgegangen.
- Das Kind windet sich vor Schmerzen und Qual: Evtl. krümmt es sich zusammen, um sich Erleichterung zu verschaffen.
- Aufgrund der Beschwerden ist es nicht in der Lage, stillzuhalten. Es schreit vor Wut und Schmerz.
- Babys oder Kleinkinder legen sich instinktiv auf den Bauch, weil Druck den Schmerz lindert.
- Einsatz und Abklingen der Symptome sind gleichermaßen abrupt.

Fieber

- Das Kind fröstelt und zeigt eine auffallende Empfindlichkeit gegen Kälte, besonders feuchte Kälte.
- Heiße, trockene Haut und ständiger Durst.

Kopf

- Einseitige neuralgische Schmerzen im Gesicht, die in Wellen auftreten.
- Die Beschwerden lassen sich durch Druck und Wärmeanwendungen lindern.

Augen

- Stechende Schmerzen in den Augen, die durch Druck besser werden.

Nase, Hals und Brustkorb

- Morgens stark laufende Nase ohne Niesen.
- Engegefühl in der Brust bei trockenem Reizhusten.

Verdauungstrakt

- Stark weißlich belegte Zunge.
- Starke Blähungen bei heftigen, krampfartigen Schmerzen, die sich durch Essen und Trinken stark verschlimmern.
- Die Schmerzen sind u. U. begleitet von Erbrechen und Durchfall; das Kind läßt zahlreiche Blähungen ab.
- Die krampfartigen Schmerzen lassen sich zeitweilig dadurch lindern, daß das Kind sich auf den Bauch legt oder die Knie hochzieht. Auch auf Wärme spricht das Kind gut an.
- Sobald das Kind irgend etwas ißt, setzt der Durchfall von neuem ein.

Schlechter durch

- Stillhalten
- Kälte, besonders feuchte Kälte
- Obst essen
- Bei Erhitzung eisgekühlte Getränke trinken

Besser durch

- Lokal angewendete Wärme
- Sich zusammenkrümmen.
- Fester Druck
- Blähungen oder Stuhlgang ablassen

Dioscorea

Seelisches Erscheinungsbild

- Das Kind ist weinerlich, reizbar und verdrießlich.
- Es ist erschöpft und lethargisch.

Kopf

- Kopfschmerzen und krampfartige Schmerzen im Bauch oder bei einer Erkältung im Kopf.
- Schmerzen im Bereich der Stirn, die auf die Nase ausstrahlen, Übelkeit.

Nase, Hals

- Häufiges Niesen mit wäßrigem Ausfluß aus der Nase.
- Brennende, scharfe Schmerzen im Hals, Übelkeit beim Schlucken.
- Engegefühl im Hals, geschwollene Lymphdrüsen.

Brustkorb

- Hustenkrämpfe mit Schmerzen im Bereich des Bauchnabels; Kopfschmerzen.
- Husten setzt mit einem Kribbeln tief im Hals ein.

Verdauungstrakt

- Dauerndes Unwohlsein und Beschwerden im Magen- und Darmbereich mit krampfartigen Schmerzen, die alle paar Minuten wiederkommen.
- Die Schmerzen werden schlimmer durch den Druck der Kleidung oder der Bettdecke und bessern sich, wenn das Kind sich ausstreckt (das Gegenteil von Chamomilla).
- Ständiges Bedürfnis, sich zu bewegen, weil die Schmerzen im Bauch „umherwandern".
- Das Kind windet sich durch die starken, krampfartigen Schmerzen, die vor jeder Darmbewegung auftreten.

Schlaf

- Nach dem Schlafen sind die Symptome allgemein schlimmer.
- Das Kind schläft wegen der Beschwerden erst spät ein und wacht früh wieder auf.
- Im Schlaf bewegt es sich ständig, obwohl das wehtut.

Schlechter durch
- Am frühen Morgen
- Beim Wachwerden
- Berührung

Besser durch
- Sich ausstrecken
- Frische Luft
- Umhergehen

Euphrasia

Kopf
- Kopfschmerzen, begleitet von schweren Augensymptomen.

Augen
- Die Augen sind stark in Mitleidenschaft gezogen und außerordentlich empfindlich gegen Sonnenlicht. Brennende Tränen verursachen Schmerzen und reizen die Haut an den Wangen.
- Die Augenwinkel sehen rot und geschwollen aus und fühlen sich brennend an.
- Das Kind verspürt ein ständiges Bedürfnis, die gereizten Augen zu reiben.
- Morgens kleben die Lider durch den nächtlichen Ausfluß aus den Augen zusammen.

Nase
- Die Nase läuft. Der Ausfluß brennt nicht und ist morgens und im Freien besonders stark.

Brustkorb
- Loser Husten begleitet die Nasen- und Augensymptome.

Schlechter durch
- Windiges Wetter
- Kalte Luft
- Morgens
- Helles Licht
- Wärme

Besser durch
- Dunkelheit

Ferrum phosphoricum

Häufig angezeigt im Frühstadium entzündlicher Erkrankungen, deren Symptome nicht so erschreckend sind wie bei Aconitum und nicht so heftig und Überempfindlichkeit erzeugend wie bei Belladonna.

Seelisches Erscheinungsbild
- Geistige und körperliche Trägheit.
- Das Kind fühlt sich schwach und ist leicht erschöpft: Es scheint sich nicht um Dinge zu kümmern, die es normalerweise interessieren müßten.
- Die Symptome treten evtl. auf, nachdem das Kind der Kälte ausgesetzt war oder durch Blutungen oder Schwitzen viel Flüssigkeit verloren hat.
- Wenn es aufgeregt ist, errötet das Kind leicht.

Fieber
- Allgemeines Frösteln und Empfindlichkeit gegen frische Luft.
- Durch das Fieber gerötetes Gesicht.

Kopf
- Kopfschmerzen, die durch Nasenbluten besser werden.

- Bei Kopfschmerzen gerötetes Gesicht und allgemein empfindliche Kopfhaut.

Nase, Hals
- Regelmäßiges Nasenbluten.
- Beim Aufwachen wunder, geschwollener Hals, was sich beim Schlucken von Speichel verschlimmert.
- Der Hals ist allgemein trocken, gerötet und tut weh.

Brustkorb
- Heisere Stimme, begleitet von einem Halskatarrh.
- Schmerzhafter Husten mit verschleimten Bronchien, was den Husten rasselnd klingen läßt.
- Der Husten wird ausgelöst, wenn der Hals von außen berührt wird oder wenn das Kind sich nach vorne beugt.
- In geschlossenen Räumen ist der Husten besser.

Verdauungstrakt
- Übelkeit bei nur sehr geringem Appetit.
- Starker Durst nach wasserhaltigen Getränken.
- Übelkeit erregende Kopfschmerzen.

Schlechter durch
- Essen
- Bewegung
- Nachts
- Frische Luft
- Berührung
- Kälte

Besser durch
- Leichte Bewegung
- Ruhe

Gelsemium

Angezeigt zur Behandlung der klassischen Grippe-Symptome, die sich eher über mehrere Tage hinweg entwickeln, als daß sie plötzlich einsetzen.

Seelisches Erscheinungsbild

- Geistig und körperlich ermüdet, schwach und erschöpft.
- Das Kind möchte sich mit gar nichts beschäftigen; es will einfach nur in Ruhe gelassen werden.
- Es kann sich nicht dazu aufraffen, an irgend etwas teilzunehmen, das Begeisterung oder Anstrengung erfordert.
- Evtl. fürchtet sich das Kind im Dunkeln und möchte, daß man ein Nachtlicht in sein Zimmer stellt.
- Den Symptomen sind evtl. Aufregung, ein plötzlicher Schreck oder schlechte Nachrichten vorausgegangen.

Fieber

- Fieber, begleitet von Muskelschwäche und Zittern: Die Beine fühlen sich wacklig an.
- Gesicht und Kopf sind evtl. heiß und gerötet, während die Extremitäten kalt sind.
- Das Kind möchte nicht in einem warmen Raum sein, obwohl ihm kalte Schauer den Rücken hinunterlaufen.
- Starkes Schwitzen, das die Symptome nicht lindert.

Kopf

- Kopfschmerzen, verbunden mit Schwindel und Unsicherheit, die beim Aufwachen schlimmer sind.
- Charakteristisches Gefühl, als sei der Kopf von einem engen Band über den Augen zusammengeschnürt, gleichzeitig empfindliche Kopfhaut sowie verhärtete Nacken- und Schultermuskulatur.
- Die Schmerzen werden bei Wärme schlimmer und bessern sich, wenn das Kind ruhig und halb aufgerichtet im Bett liegt.

Augen

- Durch die Müdigkeit hängende, schwere Augenlider.
- Entzündete Augen mit verschwommener Sicht und Schwindel, was sich durch Bewegung verschlimmert.

Nase, Hals

- Langsam sich entwickelnde Erkältungssymptome, die mit heftigen Niesanfällen und heißem Ausfluß aus der Nase beginnen.
- Die Nase fühlt sich völlig verstopft an, und die Nasenlöcher werden evtl. rot und wund.
- Der Hals ist entzündet, gerötet und geschwollen, beim Schlucken stechende Schmerzen, die vom Hals in die Ohren ziehen.
- Das Kind klagt über Schluckbeschwerden und fühlt sich, als hätte es einen Kloß im Hals.

Brustkorb

- Heftige Hustenanfälle und Schmerzen im Brustkorb.
- Plötzliche Anfälle von Atemlosigkeit mit flacher Atmung.

Verdauungstrakt

- Mund und Lippen sind trocken, ohne daß das Kind Durst hat.
- Schmerzloser Durchfall, wenn das Kind etwas aufgeregt erwartet, oder nervlich bedingt.
- Bei nervös bedingtem Durchfall ist das Kind eher in sich zurückgezogen als gesprächig.

Schlaf

- Das Kind schwitzt nachts, sein Schlaf ist durch die Schmerzen gestört.
- Es fährt plötzlich mit einem Ruck aus dem Schlaf auf.

Schlechter durch
- Warme Räume
- Feuchtes Wetter
- Direktes Sonnenlicht
- Kalter Luftzug

Besser durch
- Frische Luft
- Nach dem Schwitzen oder Wasserlassen
- Wärme

Hepar sulphuris

Seelisches Erscheinungsbild
- Das Kind ist sehr empfindlich und neigt zu Ausbrüchen von Gereiztheit.
- Es wird sehr schnell wütend, und es ist allgemein schwierig, es zufriedenzustellen und mit ihm zurechtzukommen.
- Vor Wut und Frustration wird das Kind evtl. gewalttätig.
- Es ist nicht in der Lage, Schmerz oder körperliches Unwohlsein zu ertragen.

Fieber
- Das Kind schwitzt schon bei der geringsten Anstrengung stark; der Schweiß ist evtl. übelriechend.
- Das Kind reagiert überempfindlich auf kalte Luft und Durchzug: Es muß vollständig dick eingepackt sein; ist dies nicht der Fall, fühlt es sich sehr unwohl.

Augen
- Gerstenkörner oder Bindehautentzündung mit dickflüssigem, klebrigen, gelblichem Ausfluß.
- Die Augen sind extrem lichtempfindlich.

Ohren

- Ohrenschmerzen mit dickflüssigem, gelblichem, übelriechendem Ausfluß.
- Das rechte Ohr ist eher betroffen als das linke.

Nase, Hals

- Beim geringsten Kontakt mit kalter Luft muß das Kind niesen.
- Evtl. sind auch die Nebenhöhlen in Mitleidenschaft gezogen und mit dickflüssigem, gelbem, übelriechendem Schleim gefüllt, der ein Druckgefühl an der Nasenwurzel verursacht.
- Halsschmerzen, begleitet von einem Gefühl, als würden seitlich im Hals Fischgräten stecken.
- Stark entzündete oder septische Mandeln, die gelblichen Schleim absondern.
- Kehlkopfentzündung, die sich erheblich verschlimmert, wenn das Kind der Kälte ausgesetzt ist.

Brustkorb

- Starker Husten, der sich verschlimmert, wenn das Kind kalte Luft abbekommt oder wenn es ausgezogen/aufgedeckt wird.
- Reichlich Schleimbildung, was beim Husten ein rasselndes Geräusch verursacht. Der Schleim kann nur sehr schwer abgehustet werden.
- Dem Kind ist übel und es schwitzt stark, wenn es versucht, den Schleim abzuhusten.
- Hals und Brustkorb fühlen sich besser an, wenn das Kind warme Getränke bekommt.

Verdauungstrakt

- Häufiges Aufstoßen, begleitet von einem aufgeblähten Bauch und Spannungsgefühl im Bauch.
- Durchfall ist evtl. schmerzlos und tritt unmittelbar nach dem Essen auf.

Schlaf

- Das Kind ist tagsüber schläfrig, nachts ist es sehr unruhig und schwitzt stark.

Haut

- Die Haut heilt nur sehr langsam, und jeder noch so kleine Schnitt entzündet sich.
- Besonders angezeigt bei Furunkeln und Pickeln, die sich nur langsam voll ausbilden, vorausgesetzt, das allgemeine Symptombild stimmt mit dem von Hepar sulphuris überein.
- Wunden und Hautausschläge reagieren sehr empfindlich auf kalte Luft.

Schlechter durch

- Kalter Luftzug
- Kalte Speisen und Getränke
- Leichte Berührungen
- Auf der schmerzhaften Seite liegen
- Morgens und abends

Besser durch

- Wärme im allgemeinen
- Nach einer Mahlzeit
- Warmes, feuchtes Wetter

Hypericum

Dieses Mittel hat eine besondere Affinität zu Verletzungen in Bereichen des Körpers, die besonders viel Nervengewebe enthalten, z. B. an Fingern oder Zehen.

Seelisches Erscheinungsbild

- Nach der Verletzung ist das Kind schläfrig oder traurig und gequält.

Kopf

- Auf einen Sturz auf den unteren Teil der Wirbelsäule können Kopfschmerzen folgen.

Allgemeine Merkmale

- Schmerzen durch Quetschungen an Fingern, Zehen oder im unteren Bereich der Wirbelsäule, begleitet von starker Berührungsempfindlichkeit.
- Der verletzte Bereich ist so empfindlich, daß jede Bewegung Schmerzen und Weinen auslöst.
- Die Schmerzen sind besonders stark, wenn das Kind aus dem Sitzen aufsteht.
- Stechende Schmerzen, die vom verletzten Bereich ausgehen und mit Unterbrechungen immer wieder auftreten.

Schlechter durch

- Kalte, feuchte Luft
- Berührung
- Bewegung

Besser durch

- Stillhalten

Ignatia

Seelisches Erscheinungsbild

- Besonders angezeigt in Zeiten erhöhter emotionaler Belastung und in Zeiten der Trauer, insbesondere bei sensiblen, nervösen oder leicht erregbaren Kindern.
- Über längere Zeit angestaute Gefühle führen zu Ausbrüchen, bei denen das Kind zittert oder hysterisch weint.

- Vielfach hilfreich, um die Symptome von Heimweh zu lindern, wenn das Kind sehr stark darunter leidet.
- Widersprüchliche Stimmungen: Lachen wechselt ab mit Weinen oder Wut mit Gewissensbissen.
- Das Kind fühlt sich mißverstanden und ärgert sich.
- Es reagiert generell empfindlich auf Schmerzen, Lärm oder Kritik.
- Es seufzt ständig.

Kopf
- Kopfschmerzen, die durch Streß, Trauer oder starke Gerüche bedingt sind.

Nase, Hals
- Ausgeprägtes Gefühl, einen Kloß im Hals zu haben, der das Schlucken erschwert.
- Ständig wunder Hals oder Verlust der Stimme bei emotionaler Aufregung.

Verdauungstrakt
- Bitterer Geschmack im Mund und vermehrte Speichelbildung.
- Aufstoßen und Schluckauf, was beim Essen schlimmer wird.
- Krampfartige Bauchschmerzen mit einem Gefühl der Verstopfung.
- Weicher Stuhlgang ist schwerer auszuscheiden als harter.
- Schmerzloser Durchfall, bedingt durch emotionale Beschwerden.

Schlaf
- Das Kind zuckt im leichten Schaf: es wird sehr leicht mit einem Ruck wieder wach.
- Beim Einschlafen zucken die Beine.
- Das Kind wimmert im Schlaf.

Schlechter durch
- Süßigkeiten
- Emotionale Aufregung oder Schock
- Starke Gerüche
- Druck auf nicht schmerzende Körperstellen
- Gähnen

Besser durch
- Wärme
- Essen
- Ablenkung
- Druck auf die schmerzenden Körperstellen

Ipecacuanha

Seelisches Erscheinungsbild
- Das Kind ist sehr ungeduldig und unzufrieden.
- Es weint und schreit beim geringsten Anlaß.
- Es reagiert sehr empfindlich auf Lärm, besonders auf laute Musik.

Fieber
- Frösteln schon beim geringsten Luftzug verursacht Unwohlsein.
- Kalte Schauer und Zittern.
- Trotz des Fiebers ist das Kind nicht durstig.
- Evtl. plötzliches Einsetzen der Symptome.

Kopf
- Starke Kopfschmerzen über den gesamten Kopf.
- Das Kind ist sehr blaß, im Zusammenhang mit den Kopfschmerzen ist ihm übel.

Augen

- Lichtempfindlichkeit, schmerzende und nässende Augen.

Nase, Hals

- Verstopfte Nase; das Kind bekommt leicht Nasenbluten.
- Das Sekret, das aus der Nase läuft, ist evtl. mit Blutfäden durchsetzt.

Brustkorb

- Trockener Reizhusten, der von einem Kribbeln in den Atemwegen herrührt.
- Krampfartige Hustenanfälle, die plötzlich auftreten und mit Keuchen und einem rasselnden Geräusch im Brustkorb einhergehen.
- Die Hustenanfälle führen dazu, daß das Kind keine Luft mehr bekommt und enden häufig in Erbrechen.
- Atembeschwerden führen dazu, daß das Kind sich aufsetzt, um nach Luft zu schnappen.
- Bei heftigen, krampfartigen Hustenanfällen färbt sich die Haut des Kindes evtl. blaß und bläulich, besonders bei Keuchhusten.

Verdauungstrakt

- Alle Symptome sind begleitet von sehr starker, anhaltender Übelkeit.
- Das Gefühl der Übelkeit wird durch Erbrechen nicht gelindert.
- Der Bauch fühlt sich evtl. geschwollen an und ist empfindlich, konstanter Stuhldrang.
- Bei Kleinkindern ist Durchfall evtl. grünlich gefärbt und schaumig.

Schlechter durch

- Kälte oder große Hitze
- Essen

Besser durch

- Fester Druck
- Frische Luft
- Die Augen schließen

Kalium bichromium

Seelisches Erscheinungsbild

- Das Kind ist teilnahmslos und lethargisch.
- Es ist nicht bereit, irgend etwas zu tun, das geistige oder körperliche Anstrengung erfordert.
- Es trifft nicht gern auf bislang unbekannte Menschen.

Kopf

- Migräneartige Kopfschmerzen, die zu Übelkeit und Erbrechen führen und nachts schlimmer sind.
- Nebenhöhlenentzündung mit Schmerzen an der Nasenwurzel.

Augen

- Brennende, juckende, lichtempfindliche Augen.
- Die Augenwinkel röten sich und schwellen an.
- Chronische Bindehautentzündung mit heißem, gerötetem Augapfel.

Ohren

- Ohrenschmerzen mit geschwollenen Lymphdrüsen.
- Chronische Ohrenschmerzen mit gelblichem, übelriechendem Ausfluß.

Nase, Hals

- Hartnäckige Schleimbildung im hinteren Teil des Halses. Der Schleim zieht Fäden, und das Kind wird ihn nur sehr schwer los.

- Das Kind beklagt sich über ein lästiges Gefühl im Mund: Es fühlt sich an, als wäre ein Haar auf der Zunge.
- Die Nase ist durch dicken, klebrigen Schleim blockiert.
- Halsschmerzen mit geschwollenem Zäpfchen, das mit Wasser vollgesogen ist.
- Die Halsschmerzen lassen sich durch warme Getränke lindern.

Brustkorb
- Krupphusten mit Atemlosigkeit und einem Gefühl des Erstickens beim Versuch, klebrigen Schleim abzuhusten.
- Der Husten ist morgens beim Aufwachen schlimmer und evtl. von Rückenschmerzen begleitet. Er wird durch Hinlegen und Wärme besser.
- Wenn der Husten nach dem Essen auftritt, wird das Gegessene wieder erbrochen.
- Beim Aufwachen klagt das Kind über ein Druckgefühl im Brustkorb, das durch das Abhusten von Schleim besser wird.

Verdauungstrakt
- Kopfschmerzen sind begleitet von Magenkrämpfen, die beim Essen besser werden.
- Das Kind fühlt sich besser, wenn es aufstoßen kann.
- Hartnäckige Verstopfung, begleitet von Kopfschmerzen und Lethargie.
- Evtl. unfreiwilliger, hell gefärbter Stuhlgang.

Schlaf
- Das Kind ist sehr schläfrig und kann sich im Schlaf nicht erholen: es wacht sprunghaft etwa um zwei Uhr nachts mit Atemlosigkeit, Übelkeit oder erhitzt und verschwitzt auf. Infolgedessen ist es tagsüber erschöpft.

Schlechter durch

- Winterwetter
- Kalter Wind
- Berührung
- Sich bücken
- Aus dem Schlaf aufwachen

Besser durch

- Wärme
- Im Bett liegen
- Bewegung
- Fester Druck
- Sommerwetter

Kalium carbonicum

Seelisches Erscheinungsbild

- Das Kind ist durch Übermüdung hochgradig erregt, kratzbürstig und reizbar.
- Es ist nervös und überempfindlich gegen Lärm oder gegen jede Art von Schrecken.
- Das Kind hat vor vielen Dingen Angst, u. a. vor dem Alleinsein und vor Gespenstern.
- Es neigt zum Klagen und ist mit allen uneinig.

Kopf

- Brennende Schmerzen an der Kopfhaut oder in den Stirnhöhlen und Nasennebenhöhlen.
- Die Schmerzen werden an kalter Luft deutlich schlimmer, so daß das Kind sich wohler fühlt, wenn sein Kopf warm eingepackt ist.

Augen

- Geschwollene Augenlider und stechende Schmerzen in den Augen.

Ohren

- Krachende Geräusche in den Ohren.

Nase, Hals

- Die Nasenlöcher sind unangenehm trocken, und die Nase sieht allgemein gerötet und geschwollen aus.
- In warmer Luft ist die Nase verstopft, während die Kopfschmerzen sich bessern.
- Wiederholte Erkältungen mit Verlust der Stimme.
- Stechende Schmerzen oder das Gefühl, einen Klumpen oder Kloß im Hals zu haben, der das Schlucken erschwert.

Brustkorb

- Kurzer, trockener Husten, begleitet von einer Schwellung der oberen Augenlider.
- Ein Gefühl des Fröstelns im Brustkorb, begleitet von Keuchen und Erbrechen.
- Chronische Verschleimung mit übelschmeckendem Schleim ist evtl. von einer Masern-Infektion oder einer anderen akuten Erkrankung zurückgeblieben.
- Der Schleim ist gelblich-grün gefärbt, klumpig und kann nur schwer abgehustet werden.

Verdauungstrakt

- Nach dem Essen aufgeblähter, geschwollener Bauch.
- Krampfartige Schmerzen, die durch Wärme, warme Getränke und Wärmflaschen gelindert werden. Die Schmerzen werden besser, wenn das Kind sich zusammenkrümmt.
- Verstopfung oder Durchfall mit einem Gefühl des Brennens in Rektum und After.

Schlaf

- In den frühen Morgenstunden wird das Kind durch Alpträume wach und kann nicht wieder einschlafen.

Schlechter durch

- Kalte Luft, Zugluft
- Wetterwechsel
- Leichte Berührung und Druck auf den schmerzenden Bereich

Besser durch

- Warmes, feuchtes Wetter
- Tagsüber
- Sich nach vorne beugen

Kalium muriaticum

Kopf

- Kopfschmerzen, das Kind erbricht gleichzeitig weißen Schleim, der wie Milch aussieht.

Augen

- Die Augen sondern weißen oder gelblich-grünen Schleim ab, der verkrustet. Sandiges Gefühl in den Augen.

Ohren

- Chronische Ohrenbeschwerden mit beeinträchtigtem Hörvermögen und geschwollenen Lymphdrüsen, die beim Schlucken wehtun.

Nase, Hals

- Dickflüssiger weißer Schleim und ein dumpfes Gefühl im Kopf. Häufiges Nasenbluten.
- Stark geschwollene Mandeln und fädenziehender, weißer

Schleim, der nur unter großen Schmerzen heruntergeschluckt werden kann.

Brustkorb

- Harter, rauher, kruppartiger Husten und Verlust der Stimme.

Verdauungstrakt

- Das Kind weigert sich zu essen und hat eine weißlich belegte Zunge. Durchfall oder Verstopfung mit hell gefärbtem Stuhlgang. Der Durchfall tritt evtl. auf, nachdem das Kind zuviel und zu fettige Nahrung zu sich genommen hat.

Haut

- Flockiger, schuppiger Hautausschlag am Kopf und im Gesicht. Die Haut ist evtl. so trocken, daß sie aussieht wie mit Mehl bedeckt.

Schlechter durch

- Bewegung
- Bettwärme
- Morgens aufstehen
- Fettes oder schweres Essen

Kreosotum

Seelisches Erscheinungsbild

- Das Kind weint bereits bei geringfügigen Anlässen und ist schwer zufriedenzustellen.
- Schmerzen lassen es reizbar und sehr unruhig werden.
- Es ist nervös und leicht erregbar.

Fieber

- Allgemeines starkes Frösteln; Beine und Füße sind kalt, das Gesicht jedoch heiß.
- Starker, brennender Durst.

Kopf

- Das Kind ist schläfrig und leidet unter starken, pochenden Kopfschmerzen.
- Die Kopfhaut ist berührungsempfindlich.

Augen

- Entzündete, wunde Augenlider; heiße, brennende Tränen.

Ohren

- Rote, heiße, juckende Ohren, geschwollene Lymphdrüsen und steifer Nacken.
- Beeinträchtigtes Hörvermögen und Ohrengeräusche.

Nase, Hals

- Brennender Ausfluß aus der Nase, starke Verschleimung.
- Trockener, brennender Hals; Verschlimmerung der Beschwerden beim Schlucken.

Brustkorb

- Das Kind hat Schwierigkeiten, tief einzuatmen, weil es eine Art Völlegefühl im Brustkorb verspürt.
- Es kann in warmen Räumen schlecht und an der frischen Luft besser atmen.
- Brennende Schmerzen im Brustkorb, verbunden mit Keuchen oder Würgen, besonders morgens.
- Jeden Winter leidet das Kind unter Husten.

Magen

- Beim Zahnen schreit das Kind; es wirkt gequält und ist unruhig.

- Die Zähne sind nicht besonders gut und haben schwarze Flecken, wenn sie durch das Zahnfleisch kommen.
- Das Zahnfleisch ist empfindlich, schwammig und blutet leicht.
- Brennendes Gefühl im Magen und Aufstoßen.
- Die Kinder schreien und mühen sich ab, um Stuhlgang auszuscheiden.

Schlaf
- Das Kind liegt nachts wach. Es wälzt sich unruhig im Bett hin und her und gähnt.
- Es stöhnt im Schlaf oder döst mit halb geöffneten Augen.

Haut
- Brennende, juckende Haut, die sich abends und nachts deutlich schlimmer anfühlt. Nässende, juckende Ekzeme im Gesicht, die zu Unruhe führen.

Schlechter durch
- Im Freien
- Kalte Luft, Waschen
- Ruhe
- Berührung
- Nachts

Besser durch
- Wärme
- Bewegung
- Druck

Lachesis

Seelisches Erscheinungsbild
- Beim Aufwachen ist das Kind gequält und ängstlich.
- Wenn es Zeit zum Schlafengehen ist, ist es hellwach und voller Energie.

- Es hat Angst vor dem Einschlafen, weil es überzeugt davon ist, daß es nicht mehr aufwachen wird.
- Beim Einschlafen fährt es wieder auf.
- Das Kind reagiert empfindlich auf Berührung und Lärm.
- Es plappert ununterbrochen.

Fieber
- Das Fieber ist sehr unbeständig: permanenter Wechsel von Hitze zu Kälte. Möglich ist auch, daß das Kind ständig ein Gefühl hat, als liefen Hitzewellen durch seinen Körper.
- Anhaltender Durst nach kalten Getränken und starkes Schwitzen.

Kopf
- Nach dem Schlafen Kopfschmerzen, die oftmals linksseitig auftreten.
- Die Schmerzen werden gelindert durch Hinlegen, Wärme oder durch Ausfluß aus der Nase.
- Evtl. sind die Kopfschmerzen dadurch bedingt, daß das Kind direktem Sonnenlicht ausgesetzt war.

Augen
- Empfindliche, schmerzende Augen, Jucken und stechende Schmerzen. Bei Berührung kommt es zu einer Verschlimmerung der Beschwerden. Dennoch reibt sich das Kind ständig die Augen, um sich Erleichterung zu verschaffen.

Ohren
- Ohrenschmerzen (häufig linksseitig oder von der linken auf die rechte Seite übergehend), begleitet von Halsschmerzen.

Nase, Hals

- Morgens verstopfte Nase und Niesen.
- Nachdem das Kind Nasenbluten gehabt hat, fühlt sich die Nase besser an.
- Morgens Heiserkeit, verbunden mit scharfen Schmerzen oder Kribbeln im Hals, das zu einem würgenden Gefühl führt.
- Das unangenehme Gefühl im Hals verstärkt sich beim trockenen Schlucken und bessert sich, wenn das Kind Essen hinunterschluckt. Kalte Getränke wirken lindernd, während heiße Getränke die Beschwerden verschlimmern.
- Der Hals reagiert sehr empfindlich auf Berührung, so daß ein enger Kragen Beschwerden verursacht.
- Halsschmerzen sind häufig linksseitig oder beginnen auf der linken Seite und gehen dann auf die rechte Seite über.

Verdauungstrakt

- Blähungen, die durch Stuhlgang gebessert werden.
- Schwierigkeiten, Stuhlgang auszuscheiden wegen pochender Schmerzen im Rektum.

Schlechter durch

- Hitze
- Warme Räume
- Zugluft
- Berührung
- Nachts
- Beim Aufwachen.

Besser durch

- Frische, kühle Luft
- Kalte Getränke
- Wenn das Sekret abzufließen beginnt
- Essen
- Bewegung

Seelisches Erscheinungsbild
- Das Kind ist verdrießlich, in sich zurückgezogen und reizbar.

Fieber
- Heftiger Durst nach kaltem Wasser.
- Obwohl das Kind allgemein fröstelt, empfindet es die Wärme des Bettes als unerträglich und wirft die Bettdecke von sich, um sich Abkühlung zu verschaffen.

Kopf
- Druckgefühl im Kopf und Kopfschmerzen, die durch frische Luft gelindert werden und sich verschlimmern, wenn das Kind zugedeckt ist.

Allgemeine Anzeichen
- Harte, schmerzhafte Schwellungen mit ziehenden Schmerzen.
- Die Schmerzen bewegen sich schnell von einer Stelle zur anderen, häufig von unten nach oben aufsteigend.
- Das Kind fühlt sich am gesamten Körper wie zerschlagen, es hat überall Schmerzen.
- Die Gelenke sind geschwollen und fühlen sich heiß an, sind jedoch nicht gerötet.
- Die Beschwerden verschlimmern sich im allgemeinen bei Wärme deutlich und werden durch Kälteanwendungen oder Bäder besser.

Haut
- Juckende Hautausschläge, die an den Teilen des Körpers, die von Kleidung bedeckt sind, schlimmer sind und negativ auf die Wärme des Bettes reagieren, sich durch kühle Luft jedoch bessern. Krustige Hautausschläge um Nase und Mund.

Schlechter durch

- Wärme im allgemeinen
- Zu warm angezogen sein
- Nachts
- Umhergehen

Besser durch

- Kälte im allgemeinen
- Kühle Luft
- Baden in kaltem Wasser
- Ruhe

Lycopodium

Seelisches Erscheinungsbild

- Das Kind ist vor besonderen Ereignissen sehr aufgeregt, fühlt sich jedoch gut, wenn das Ereignis dann tatsächlich stattfindet.
- Es ist nicht gern allein und braucht zu seiner Beruhigung Gesellschaft, selbst wenn es unmittelbar im Nebenzimmer ist.
- Es fürchtet sich vor der Dunkelheit, vor Gespenstern und Verbrechern.
- Das Kind reagiert mit heftigen Wutanfällen, wenn es verbessert oder getadelt wird: Es kann sehr empfindlich sein.
- Es bewegt sich hastig und neigt dazu, beim zu schnellen Sprechen Wörter durcheinanderzubringen.
- Das Kind reagiert empfindlich auf Lärm, Musik und Schmerzen: Es möchte nicht eingeschränkt werden und mag es nicht, wenn sich Kleidungstücke eng an seinen Hals anschließen.

Fieber

- Obwohl das Kind fröstelt, will es nicht zu warm gehalten werden und fühlt sich in stickigen Räumen unwohl.
- Sobald das Schwitzen eingesetzt hat, verspürt das Kind starken Durst.
- Häufig verspürt es plötzliche Hitzewellen.

Kopf

- Druckgefühl im Kopf und Kopfschmerzen, die durch Wärme, Überhitzung und Hinlegen schlimmer werden.
- Die Kopfschmerzen werden durch kalte, frische Luft und leichte Bewegung gelindert.

Augen

- Das Kind neigt zu chronischen Gerstenkörnern mit sehr klebrigem, eitrigem Ausfluß.

Ohren

- Ohrenschmerzen mit dickflüssigem, übelriechendem, gelbem Ausfluß, häufig rechtsseitig.
- Ohrgeräusche oder beeinträchtigtes Hörvermögen mit einem Gefühl, als würde eine heiße Flüssigkeit in den Ohren umherfließen.

Nase, Hals

- Das Kind neigt dazu, eine Erkältung nach der anderen zu bekommen, verbunden mit Nebenhöhlen-Beschwerden und stark verstopfter Nase.
- Der Schleim ist evtl. dickflüssig, gelblich-grün gefärbt und sitzt vor allem im hinteren Bereich des Halses.
- Vereiterter Hals, der sich durch warme Getränke bessert, durch kalte Getränke verschlimmert.
- Brennen und würgendes Gefühl im Hals.

Brustkorb

- Husten verursacht heftige Kopfschmerzen und fühlt sich schlechter an, wenn das Kind tief einatmet oder Speichel schluckt.

Verdauungstrakt

- Brennendes Gefühl im Magen, das sich durch warme Getränke verbessert und durch kalte Getränke verschlimmert.
- Die Magenbeschwerden treten unmittelbar nach dem Essen auf.
- Vor Prüfungen oder anderen belastenden Ereignissen häufig nervlich bedingte Verdauungsbeschwerden, die zu einem heftigen „Rumpeln" oder Gurgeln im Bauch, zu Durchfall und einem flauen Gefühl im Magen führen.
- Wegen der Bauchbeschwerden wird der Druck der Kleidung als sehr unangenehm empfunden: Gürtel müssen gelockert werden.

Schlaf

- Das Kind wacht schlecht gelaunt auf; seine Laune bessert sich jedoch, sobald es erst einmal richtig wach ist.

Haut

- Sehr trockene, reizbare Haut, die ein Gefühl des heftigen Juckens und Brennens verursacht, was sich im warmen Bett deutlich verschlimmert und besser wird, wenn die Haut mit kühlen Gegenständen in Berührung kommt. Hautausschläge sondern evtl. einen blutigen oder wäßrigen Ausfluß ab.

Schlechter durch

- Warme, stickige Räume oder Wärmeanwendungen
- Kalter Luftzug
- Das Gewicht der Bettdecke

- Übermüdung
- Beim Wachwerden
- Berührung
- Nachmittags und am frühen Abend

Besser durch
- Warme Getränke
- Mäßige Wärme
- Die Kleidung lockern
- Frische Luft
- Aufgedeckt werden
- Leichte Bewegung

Magnesium phosphoricum

Seelisches Erscheinungsbild
- Das Kind ist weinerlich und klagt schnell; es neigt jedoch nicht zu gewaltsamen Ausbrüchen von Wut und Ärger.
- Es ist teilnahmslos, lethargisch und nicht bereit, irgend etwas zu tun, das Anstrengung erfordert.
- Das Kind ist vergeßlich und hat allgemein Schwierigkeiten, sich zu konzentrieren.

Kopf
- Pochende Kopfschmerzen bei gerötetem Gesicht, die bei festem Druck und frischer Luft besser werden.
- Die Gesichts-Neuralgie verschlimmert sich evtl. durch Berührung, nachts und am frühen Morgen. Die Beschwerden werden durch Wärmeanwendungen gelindert.

Augen
- Das rechte Auge ist stärker betroffen als das linke. Das Kind hat Schmerzen in der Augenhöhle, die evtl. begleitet sind von Krämpfen der Gesichtsmuskulatur.

Nase, Hals

- Ständiges Bedürfnis zu schlucken, obwohl sich die Halsschmerzen dadurch verschlimmern.

Brustkorb

- Hustenkrämpfe bei gleichzeitiger Rötung des Gesichts, die es unmöglich machen, sich abends hinzulegen.
- Sprechen, Umhergehen und längere Zeit warmer Luft ausgesetzt sein verschlimmern den Husten.

Verdauungstrakt

- Wundheit im Mund, die das Essen erschwert.
- Magenverstimmungen und Zahnschmerzen werden durch kalte Getränke verschlimmert und durch Wärme gebessert.
- Krampfartige, über den gesamten Bauch ausstrahlende Schmerzen mit starken Blähungen führen dazu, daß das Kind sich zusammenkrümmt oder die Hände gegen den Bauch preßt, um sich Erleichterung zu verschaffen.
- Kleinkinder legen sich bei krampfartigen Bauchschmerzen auf den Rücken, ziehen die Beine an und schreien vor Schmerz.

Schlechter durch

- Kälte in jeder Form
- Berührung
- Nachts
- Bewegung

Besser durch

- Wärme
- Den schmerzenden Bereich reiben
- Sich zusammenkrümmen
- Ruhe
- Druck

Seelisches Erscheinungsbild

- Das Kind ist ängstlich und unruhig ohne ersichtlichen Grund: Es kann nicht stillhalten.
- Nachts sind die Beschwerden und die Aufregung am größten.
- Das Kind ist sehr hektisch und nervös oder völlig gleichgültig.

Fieber

- Abwechselnd Hitzewellen und kalte Schauer, verbunden mit Zittern.
- Starker Durst, nachts schwitzt das Kind beträchtlich. Der Schweiß ist übelriechend.
- Nachts kann das Kind nicht schlafen, obwohl es tagsüber sehr schläfrig ist.

Kopf

- Der gesamte Kopf ist empfindlich, bedingt durch Kopfschmerzen, die sich nachts und beim Aufwachen verschlimmern und besser werden, wenn das Kind aufgestanden ist und sich bewegt. Die Schmerzen sind evtl. auf der linken Seite stärker als auf der rechten.

Augen

- Die Augenbeschwerden verschlimmern sich durch Wärme und nachts.

Ohren

- Die Ohrenschmerzen sind nachts besonders quälend und evtl. begleitet von stechenden Schmerzen und einem Ausfluß, der ekelerregend aussieht und riecht.

Nase, Hals

- Wunde, empfindliche Nasenlöcher und dickflüssiger, grüner, übelriechender Ausfluß.
- Trockener, wunder Hals, daher Schluckbeschwerden; wegen der vermehrten Speichelbildung muß das Kind dennoch ständig schlucken.

Brustkorb

- Bei Hustenkrämpfen wird dem Kind übel. Sie verschlimmern sich beim Hinlegen, besonders nachts.

Verdauungstrakt

- Ekelerrregender, süßlicher, metallischer Geschmack im Mund bei vermehrter Speichelbildung.
- Die Zunge ist geschwollen und fühlt sich auch so an; sie ist schlapp: Man kann auf ihr die Abdrücke der Zähne erkennen.
- Ein generelles Gefühl des Unwohlseins ist evtl. begleitet von Geschwüren im Mund.
- Krampfartige Schmerzen und Erbrechen verschlimmern sich, wenn sich das Kind nach vorne beugt.
- Brennender, wäßriger Durchfall, der sich evtl. gegen Abend verschlimmert.

Schlaf

- Quälende Schlaflosigkeit, bedingt durch Ängstlichkeit, Unruhe und allgemeines Unwohlsein. Nachts schwitzt das Kind besonders stark; der Schweiß ist übelriechend. Alle Symptome sind nachts deutlich schlimmer.

Schlechter durch

- Extreme Hitze oder Kälte
- Kalter Luftzug
- Nachts und abends
- Im Bett

- Berührung
- Essen
- Schwitzen
- Auf der rechten Seite liegen

Besser durch
- Mittlere Temperaturen
- Ruhe

Natrium muriaticum

Seelisches Erscheinungsbild
- Starke Stimmungsschwankungen: Wechsel von großer Traurigkeit zu Lachen und Scherzen.
- Das Kind zeigt widersprüchliche Gefühle: Es lacht in einer traurigen Situation oder wird in einer glücklichen Situation weinerlich.
- Wenn sich das Kind schlecht fühlt, weist es jede Form von Trost oder liebevoller Zuwendung zurück und will mit seinem Kummer allein fertigwerden.
- Bei Aufregung weint das Kind, wenn es allein ist, oder verschließt Ärger und Wut in sich.
- Es reagiert sehr empfindlich auf alle Geräusche, besonders auf Musik.

Kopf
- Beim Reisen ist dem Kind schwindlig und übel, evtl. bekommt es auch Kopfschmerzen.
- Die Kopfschmerzen können auch daher rühren, daß die Essenszeiten sich verzögern. Das Kind ist durch die Schmerzen blaß.
- Die Kopfschmerzen werden durch Bewegung deutlich schlimmer; das Kind muß sich hinlegen und sich gesundschlafen.

Augen

- Sandiges, trockenes Gefühl in den Augen, die leicht tränen, besonders bei starkem Wind.

Nase, Hals

- Wiederkehrende Erkältungen oder allergische Reaktionen, die mit häufigen Niesanfällen beginnen.
- Reichlich klarer Ausfluß aus der Nase: Es fühlt sich an, als sei ein Wasserhahn aufgedreht worden.
- Wenn das Kind sich nach vorne beugt, läuft die Nase heftig: Das Kind verbraucht große Mengen von Papiertaschentüchern.
- Die Nase läuft stark und fühlt sich dann wieder trocken und verstopft an. Der Ausfluß erinnert an Eiweiß. Heiserkeit mit quälendem Kribbeln im Hals.

Verdauungstrakt

- Mund und Lippen sind merklich trocken: Die Mundwinkel sind evtl. rissig.
- Das Kind neigt zu wiederholten Herpes-Erkrankungen an Mund und Nase, die durch emotionale Belastungen, Erkältungen oder direktes Sonnenlicht verursacht werden.
- Das Kind verlangt nach stark schmeckenden Nahrungsmitteln, besonders nach Salzigem.
- Beschwerden durch Verstopfung, das Kind kann nur unter starkem Pressen trockenen, harten Stuhlgang ausscheiden.

Haut

- Das Kind reagiert sehr empfindlich auf direktes Sonnenlicht, häufig bekommt es Hitzepickel oder Nesselausschlag. Durch zuviel Sonnenlicht können auch Kopfschmerzen auftreten.
- Allgemein trockene Haut, die leicht rissig wird, besonders während der Wintermonate.

Schlechter durch

- Extreme Temperaturen
- Sonnenlicht und heißes Wetter
- Stickige Räume
- Bewegung
- Druck oder Berührung.
- Emotionale Belastung

Besser durch

- Kalte Bäder
- Frische Luft
- Fasten
- Leichte Bewegung

Nux vomica

Dieses Mittel ist vielfach erforderlich, wenn Kinder zuviel oder zuviel verschiedene Dinge durcheinander gegessen haben (z. B. bei einer Geburtstagsfeier), vorausgestzt, die Symptome stimmen überein. Nux vomica ist außerdem angezeigt zur Behandlung von Symptomen, die aufgrund einer Behandlung mit konventionellen Medikamenten auftreten, wie z. B. Verstopfung oder Verdauungsstörungen im allgemeinen.

Seelisches Erscheinungsbild

- Das Kind ist sehr reizbar, empfindlich und leicht zu provozieren.
- Es ist schnell frustriert und unzufrieden.
- Es verhält sich anderen Kindern gegenüber aggressiv und sucht Streit mit ihnen.
- Das Kind kann Tadel und Verbesserungen nur schwer ertragen, auch auf liebevolle Zuwendung oder Trost spricht es schlecht an.

- Es ist körperlich und seelisch sehr empfindlich und leidet unter allgemeinen Schlafbeschwerden.

Fieber
- Das Kind fröstelt stark und ist sehr reizbar, es reagiert empfindlich auf Kälte in jeder Form. Obwohl seine Haut gerötet ist und es sehr erhitzt zu sein scheint, kann es keinen Luftzug ertragen und möchte warm zugedeckt sein.

Kopf
- Druck-Kopfschmerzen, die sich bessern, wenn das Kind ein Schläfchen macht.
- Kopfschmerzen mit Übelkeit und Verstopfung sowie völligem Appetitmangel.
- Die Kopfschmerzen bessern sich durch Wärme und festen Druck.

Augen
- Beim Aufwachen heftig tränende Augen und starke Lichtempfindlichkeit.
- Heftiges Jucken und Brennen der Augen.

Nase, Hals
- Erkältungssymptome sind in geschlossenen Räumen schlimmer und an der frischen Luft besser.
- Die Nase fühlt sich entweder trocken und verstopft an oder läuft heftig.
- Häufiges Niesen und rauher Hals.
- Beim Schlucken stechende Schmerzen, die vom Hals bis in die Ohren ziehen.

Brustkorb
- Quälender, trockener Reizhusten, der nachts schlimmer ist.

- Warme Getränke lindern die Hustenkrämpfe.
- Die Hustenanfälle sind begleitet von sehr starken Kopfschmerzen.

Verdauungstrakt
- Zahnschmerzen, die auftreten, nachdem das Kind der Kälte ausgesetzt war oder gefroren hat und die durch Wärme gelindert werden.
- Übelkeit und Schwierigkeiten beim Erbrechen: Wenn das Kind sich jedoch erst einmal erbrochen hat, tritt unverzüglich eine Besserung ein.
- Blähungen und Bauchkrämpfe, die durch Essen oder Druck schlimmer und durch Wärme besser werden.
- Verstopfung. Das Kind windet sich und preßt, der Stuhl scheint jedoch wieder ins Rektum zurückzurutschen, anstatt ausgeschieden zu werden.

Schlechter durch
- Kälte im allgemeinen, besonders kalter Luftzug
- Morgens
- Gestörter Schlaf
- Essen

Besser durch
- Ungestörter Schlaf
- Hinlegen und sich ausruhen
- Im Laufe des Tages
- Feuchtes Wetter

Phosphor

Seelisches Erscheinungsbild
- Das Kind ist körperlich und seelisch leicht erschöpft.
- Es braucht viel Aufmerksamkeit und Beruhigung und spricht darauf gut an.

- Es hat vor vielen Dingen Angst: vor der Dunkelheit, vor dem Donner, vor dem Alleinsein und vor Krankheit.
- Es wirbt um Zuneigung und will schmusen.
- Es reagiert sehr empfindlich auf jede Art von Reizen: Licht, laute Geräusche, Musik, Berührung und Gerüche.

Fieber
- Plötzliche Veränderungen des Kreislaufs verursachen Frösteln und Hitzewallungen.
- Obwohl es ein Gefühl des Brennens verspürt, klagt das Kind über eiskalte Füße und Beine.
- Starker Durst nach eiskalten Getränken, die evtl. wieder erbrochen werden, sobald sie im Magen aufgewärmt wurden.

Kopf
- Kopfschmerzen werden in warmen, stickigen Räumen und beim Hinlegen schlimmer. Sie werden gelindert durch kühle Luft und wenn das Kind sich aufsetzt und etwas ißt.
- Bei Kopfschmerzen ist das Gesicht des Kindes heiß und gerötet.

Nase, Hals
- Verstopfte Nase und sehr trockene Nasenlöcher.
- Der Ausfluß aus der Nase ist häufig gelblich-grün gefärbt und übelriechend.
- Erkältungen betreffen vor allem Hals und Brustkorb, häufig sind die Lymphdrüsen am Hals geschwollen.
- Der Hals reagiert empfindlich auf Berührung und kalte Luft, und das Kind verspürt ein ständiges Bedürfnis zu husten, um den Hals frei zu bekommen.
- Evtl. treten Heiserkeit ohne Schmerzen und Stimmverlust auf.

Brustkorb

- Harter, trockener Reizhusten, der beim Hinlegen und beim Aufenthalt in unterschiedlich temperierten Räumen schlimmer wird.
- Das Kind fühlt sich besser, wenn es mit ein paar Kissen im Rücken halb aufgerichtet im Bett liegen kann.
- Engegefühl im Brustkorb, das durch Wärme gelindert wird.
- Der Schleim ist normalerweise gelblich gefärbt.

Verdauungstrakt

- Brennende Schmerzen im Magen, die durch kalte Getränke zeitweilig gelindert werden. Warme Getränke und Speisen können Erbrechen verursachen.
- Übelkeit und Erbrechen sind in warmen, stickigen Räumen deutlich schlimmer.
- Durchfall ist schmerzlos und wird evtl. unfreiwillig ausgeschieden. Häufig Verschlimmerung bei heißem Wetter.
- Den Darmbewegungen gehen krampfartige Schmerzen voraus.

Schlechter durch

- Auf der linken Seite liegen
- Am frühen Abend
- Dunkelheit
- Allein sein
- Aufregung
- Gewitter

Besser durch

- Wärme
- Essen

- Ungestörter Schlaf
- Massiert werden
- Beruhigung

Pulsatilla

Seelisches Erscheinungsbild

- Das Kind ist furchtsam, weinerlich und braucht viel liebevolle Zuwendung.
- Seine Stimmungen können sehr wechselhaft sein: Schnelle Wechsel von Weinerlichkeit zu Reizbarkeit oder Fröhlichkeit.
- Das Kind fühlt sich viel besser, wenn es sich ausweinen und schmusen kann und getröstet wird.
- Es ist sehr ängstlich und muß beruhigt werden.
- Das Schreien des Kindes wirkt eher mitleiderregend als gereizt (wie etwa im Falle von Chamomilla oder Nux vomica).

Fieber

- Das Kind fröstelt stark, zeigt jedoch eine auffallende Aversion gegen warme oder stickige Räume.
- Obwohl sein Mund durch das Fieber trocken ist, hat es keinen Durst.
- Abwechselnd heiße und kalte Schauer, das Kind möchte nicht zu warm zugedeckt sein.

Kopf

- Kopfschmerzen und Magenverstimmungen durch zu schweres oder zu fetthaltiges Essen.
- Die Schmerzen werden nach dem Essen und gegen Abend schlimmer.
- Durch festen Druck und Kälteanwendungen kann eine Linderung herbeigeführt werden. Leichte Bewegung an der frischen Luft ist ebenfalls hilfreich.

Augen

- Bindehautentzündung mit dickem, gelbem Ausfluß, so daß beim Aufwachen die Augenlider zusammenkleben.
- Die Augen brennen und jucken, das Kind verspürt ein konstantes Bedürfnis, sie zu reiben, um sich Erleichterung zu verschaffen.
- Häufige Gerstenkörner, die meist am Unterlid auftreten.

Ohren

- Schmerzen, die auftreten, nachdem das Kind kalten Wind abbekommen hat.
- Dickflüssiger gelblicher oder sahneähnlicher übelriechender Ausfluß.
- Die Ohren tun weh und fühlen sich verstopft an.

Nase, Hals

- Ständige Verschleimung, der Schleim ist dickflüssig, gelblich-grün und brennt nicht.
- Die Nase fühlt sich evtl. wund und geschwollen an.
- Das Gefühl der Verstopfung wechselt von einem Nasenloch zum anderen. Es bessert sich an der frischen Luft und wird in geschlossenen (insbesondere in stickigen) Räumen schlimmer.
- Das Kind klagt darüber, daß es durch eine starke Erkältung nichts mehr schmecken und riechen kann
- Trockener, schmerzender Hals ohne Durst.

Brustkorb

- Morgens trockener Husten, der nachts lockerer wird. Nachts erhöhte Schleimbildung.
- Unangenehmes Gefühl im Brustkorb beim Hinlegen, so daß das Kind sich aufsetzt, um besser Luft zu bekommen.
- Der Schleim, der abgehustet wird, ist gelblich-grün gefärbt.

Verdauungstrakt

- Unangenehmer Geschmack im Mund. Das Kind hat einen trockenen Mund, jedoch keinen Durst.
- Die Zunge ist pelzig und weiß oder gelb belegt.
- Nach zu großer Aufregung oder emotionaler Belastung tritt möglicherweise Erbrechen auf.
- Bei Übelkeit klagt das Kind über starkes Frösteln, fühlt sich jedoch in einem stickigen Raum schlechter.
- Heftiger, brennender Durchfall, der nachts schlimmer ist und evtl. dadurch bedingt ist, daß das Kind zuviel Obst oder Eis gegessen hat.

Schlaf

- Das Kind ist beim Zubettgehen schläfrig, wacht jedoch nachts auf, weil es sich stark erhitzt fühlt. Es wirft im Schlaf die Bettdecke von sich und deckt sich kurz darauf wieder zu, weil ihm zu kalt wird. Das Kind schläft häufig mit den Händen über dem Kopf und streckt die Füße unter der Bettdecke hervor, weil sie sich sehr heiß anfühlen.

Haut

- Stark juckende Haut. Die Beschwerden verschlimmern sich durch Hitze in jeder Form und werden durch kühle Luft oder Waschen mit kaltem Wasser gelindert.

Schlechter durch

- Wärme
- Stickige Räume
- Schwere Bettdecke
- Feuchtigkeit
- Ruhe
- Abends und nachts

Besser durch

- Frische, kühle Luft
- Leichte Bewegung
- Kalte Speisen und Getränke, Waschen mit kaltem Wasser und Kälteanwendungen
- Fester Druck

Rhus toxicodendron

Seelisches Erscheinungsbild

- Starke geistige und körperliche Unruhe, die sich nachts verstärkt.
- Das Kind ist traurig und weinerlich über Dinge, die normalerweise keine derartige Reaktion hervorrufen würden.
- Das Kind wälzt sich ständig im Bett umher, um eine bequeme Lage zu finden.
- Es ist lethargisch und in sich zurückgezogen und kann durch nichts aus der Reserve gelockt werden.

Fieber

- Das Kind fiebert heftig: Es schläft unruhig und murmelt im Schlaf vor sich hin. Insbesondere nachts hat es Durst, der durch kalte Getränke nicht gelöscht werden kann. Durch das Fieber ist das Kind sehr verschwitzt und zittert. Warme Getränke verstärken das Fieber.

Kopf

- Heftige Kopfschmerzen, die durch Wärme und Zurückbeugen des Kopfes gelindert werden.
- Die Schmerzen sind evtl. bedingt durch Frustration oder Ärger.

Augen

- Gerstenkörner bei allgemeiner Schwellung der Augenlider und heftig tränenden Augen.
- Die Augäpfel schmerzen, und die Lider fühlen sich hart an.

Nase, Hals

- Beim Aufwachen muß das Kind niesen und bekommt leicht Nasenbluten.
- Heiserkeit beim Sprechen, die sich bessert, wenn das Kind eine Weile gesprochen hat.

Brustkorb

- Trockener Reizhusten, der schon durch geringfügigen kalten Luftzug ausgelöst wird.
- Allgemein rauhes Gefühl in den Atemwegen mit blutigem oder salzigem Geschmack im Mund.
- Das Husten führt zu heftigen Kopfschmerzen.

Verdauungstrakt

- Trockene, wunde, aufgesprungene Lippen, evtl. Herpes-Erkrankungen.
- Wunde Zunge mit entzündeter Zungenspitze.
- Starke krampfartige Schmerzen, die besser werden, wenn das Kind umhergeht oder sich zusammenkrümmt.
- Das Kind ist erschöpft durch das unfreiwillige Ausscheiden von Stuhlgang.
- Morgens starker, schmerzloser Durchfall.

Schlaf

- Das Kind schläft sehr unruhig, besonders nach Mitternacht. Es hat wirre Träume, die dazu führen, daß es sich beim Aufwachen erschöpft fühlt.
- Bedingt durch die Erschöpfung ständiges Gähnen.
- Das Kind wälzt sich unruhig im Bett hin und her, um eine bequeme Lage zu finden.

Haut

- Brennender Hautausschlag und Schwellung der Haut. Nachts im Bett fühlt sich die Haut noch unangenehmer und stärker entzündet an, so daß das Kind sich ständig kratzen möchte, was jedoch nichts nützt.

Schlechter durch

- Kaltes, feuchtes Wetter
- Ruhe
- Liegen
- Ruhig stehen
- Anfänglich bei Bewegung
- In der zweiten Hälfte der Nacht

Besser durch

- Wärme
- Warme Bäder
- Lokal angewendete Hitze
- Warmes, trockenes Wetter
- Warm eingepackt sein
- Fortgesetzte Bewegung

Ruta

Dieses Mittel zeigt in seinem Symptombild eine Verwandtschaft mit Symptomen, die auf eine Verletzung der Knochenhaut (Periosteum) hindeuten. Schmerzen, die mit einem Druckgefühl einhergehen und zu einem Schwächegefühl im betroffenen Bereich führen, sprechen gut auf Ruta an. Der verletzte Bereich ist sehr berührungsempfindlich und kann, muß aber nicht geschwollen sein. Die Schmerzen verschlimmern sich durch Ruhe, Kälte, Nässe und wenn das Kind auf der betroffenen Stelle liegt oder sich im Freien bewegt. Sie bessern sich, wenn das Kind sich in geschlossenen Räumen bewegt und bei Wärme.

Ruta ist evtl. angezeigt bei Verletzungen, die anfänglich gut auf Arnica angesprochen haben, jedoch nicht von alleine vollständig geheilt sind. Dies ist vielfach der Fall bei tieferliegenden Blutergüssen, die bis an den Knochen reichen.

Sulphur

Wegen seiner sehr dynamischen und tiefgreifenden Natur wird Sulphur vielfach zur Behandlung von Symptomen eingesetzt, die eine Reizung der Haut mit sich bringen. Dennoch sollte dieses Mittel nur in sehr geringen Mengen und sehr vorsichtig verwendet werden. Sie sollten Ihrem Kind Sulphur nicht über längere Zeit wiederholt verabreichen.

Seelisches Erscheinungsbild

- Das Kind ist sehr reizbar, empfindlich und neigt zum Selbstmitleid.
- Es scheint mitunter unmöglich, mit dem Kind zurechtzukommen, weil es zunächst ungeduldig ist und Wutanfälle bekommt und dann bockig ist.
- Das Kind hat eine starke Aversion gegen das Waschen und vermeidet es, wann und wo immer es ihm möglich ist.
- Dem Kind fehlen der „Biß" und das Durchhaltevermögen, die erforderlich sind, um Aufgaben zu lösen, die eine gewisse Hartnäckigkeit erfordern.

Fieber

- Obwohl das Kind sehr erhitzt ist und geheizte Räume nicht mag, reagiert es empfindlich auf kalten Luftzug.
- Der Kopf ist quälend heiß, während die Füße entweder kalt oder ebenfalls brennend heiß sind.
- Das Kind verspürt starken Durst nach Wasser, schwitzt jedoch nicht.

Kopf

- Kopfschmerzen, die im Freien und beim Bücken schlimmer sind und sich bei Ruhe und mittleren Temperaturen bessern.
- Am Wochenende, am Ende eine Schulwoche treten regelmäßig Kopfschmerzen auf.

Augen

- Gerötete, brennende, stechende Augen.
- Die Augenwinkel sind stark gerötet und sondern einen gelblichen Ausfluß ab, der beim Trocknen Krusten bildet.

Nase, Hals

- Wiederkehrende Erkältungen mit dickflüssigem, übelriechendem, hartnäckigem Ausfluß aus der Nase.
- In geschlossenen Räumen ist die Nase verstopft, im Freien läuft sie.
- Das Kind klagt darüber, daß sein Hals sich anfühlt, als würde ein Klumpen oder eine Kugel in ihm feststecken. Das Fremdkörpergefühl bessert sich auch durch Schlukken nicht.

Brustkorb

- Druck- und Engegefühl im Brustkorb, das nachts schlimmer wird: Das Kind verlangt, daß man das Fenster öffnet, damit frische Luft ins Zimmer kommt.

Verdauungstrakt

- Starke Abneigung gegen fetthaltige Nahrungsmittel, Eier und Milch.
- Am frühen Morgen schmerzloser Durchfall, der das Kind dazu bringt, unmittelbar nach dem Aufstehen auf die Toilette zu hasten.
- Bei Durchfall geröteter, wunder, brennender After.
- Abwechselnd Durchfall und Verstopfung.

Schlaf

- Das Kind wacht regelmäßig etwa um drei Uhr nachts auf und kann nicht wieder einschlafen.
- Beim Einschlafen zuckt es heftig zusammen.
- Das Kind kann morgens nur sehr schwer zum Aufstehen gebracht werden.

Haut

- Ungesunde, juckende, entzündete Haut, die beim Kind das ständige Bedürfnis hervorruft, sich zu kratzen. Vielfach kratzt sich das Kind so heftig, daß die Haut näßt und blutet.
- Durch Wärme verschlimmert sich allgemein der Zustand der Haut, ganz gleich, ob durch Bettwärme oder warmes Wasser beim Waschen.
- Die Haut des Kindes reagiert evtl. empfindlich auf Kleidungsstücke aus Wolle.

Schlechter durch

- Hitze und Wärme
- Bettwärme
- Waschen
- Nach dem Essen
- Beim Wachwerden
- In den mittleren Morgenstunden

Besser durch

- Trockenes, gemäßigtes Wetter
- Auf der rechten Seite liegen

Seelisches Erscheinungsbild

- Abwechselnd Unruhe und Schwächegefühl und Erschöpfung.
- Die Symptome folgen evtl. auf einen Schock durch Verletzung oder beängstigende Ereignisse.
- Obwohl das Kind still und in sich zurückgezogen ist, möchte es nicht alleine gelassen werden.
- Durch die Beschwerden wird das Kind evtl. wütend.

Fieber

- Das Kind fröstelt stark, ist blaß, zittert und fühlt sich feuchtkalt an.
- Starkes Schwitzen, verbunden mit Durst, der durch kaltes Wasser nicht gelöscht werden kann.
- Krankheitsbedingt völliger Zusammenbruch des Kindes.

Nase, Hals

- Die Nase fühlt sich eiskalt an, ein Nasenloch ist verstopft.
- Häufiges heftiges Niesen.

Brustkorb

- Lockerer, rasselnder Husten; das Kind kann den Schleim jedoch nur schwer abhusten.
- Der Husten ist begleitet von Aufstoßen.
- Das Kind preßt beim Husten die Hände gegen den Bauch.
- Der Husten verschlimmert sich beim Einatmen von kalter Luft und in warmen Räumen.

Verdauungstrakt

- Heftiges Erbrechen und starker Durchfall mit vermehrter Speichelbildung.
- Vor dem Erbrechen starke Übelkeit, evtl. auch krampfartige Bauchschmerzen und Krämpfe.

- Unmittelbar nachdem es sich erbrochen oder Durchfall gehabt hat, ist das Kind leichenblaß und verschwitzt: Besonders auf der Stirn bilden sich Schweißtropfen.
- Der Durchfall tritt evtl. auf, nachdem das Kind zuviel Obst gegessen hat.

Schlaf

- Obwohl das Kind sich schwach fühlt, kann es wegen der Übelkeit und der allgemeinen Beschwerden nicht schlafen.

Schlechter durch

- Kälte und Feuchtigkeit
- Bewegung
- Druck und Berührung
- Wärme
- Stuhlgang
- Schwitzen
- Nachts

Besser durch

- Ruhe
- Hinlegen
- Kühle

Abkürzungen homöopathischer Arzneien

Name des Mittels	Abgekürzter Name
Aconitum napellus	Acon
Allium cepa	
Antimonium crudum	Ant crud
Antimonium tartaricum	Ant tart
Apis mellifica	Apis
Arnica montana	Arnica
Arsenicum album	Arsenicum alb
Belladonna	
Bryonia alba	Bryonia
Calcium carbonicum	Calc carb
Calcium phosphoricum	Calc phos
Calendula officinalis	Calendula
Cantharis	
Carbo vegetabilis	Carbo veg
Chamomilla	
Colocynthis	
Cuprum metallicum	Cuprum
Dulcamara	
Eupatorium perfoliatum	Eupatorium
Euphrasia	
Ferrum metallicum	Ferrum met
Ferrum phosphoricum	Ferrum phos
Gelsemium sempervirens	Gelsemium
Hepar sulphuris calcareum	Hepar sulph
Hypericum perfoliatum	Hypericum

Ignatia amara	Ignatia
Ipecacuanha	Ipecac
Kalium bichromium	Kali bich
Kalium carbonicum	Kali carb
Kalium muriaticum	Kali mur
Kreosotum	
Lachesis	
Ledum palustre	Ledum
Lycopodium	
Magnesium phosphoricum	Mag phos
Mercurius solubilis	Mercurius
Natrium muriaticum	Nat mur
Nux vomica	
Phosphor	
Phytolacca decandra	Phytolacca
Podophyllum	
Pulsatilla nigricans	Pulsatilla
Pyrogenium	Pyrogen
Rhus toxicodendron	Rhus tox
Rumex crispus	Rumex
Ruta graveolens	Ruta
Sanguinaria	
Silicea	
Spongia tosta	Spongia
Sulphur	
Symphytum officinale	Symphytum
Thuja occidentalis	Thuja
Urtica urens	Urtica
Veratrum album	Veratrum alb

Literatur

Stephen Cummings/Dana Ullman: Das Hausbuch der Homöopathie. 1987.

Christopher Hammond: Krankheiten homöopathisch behandeln. 1993.

Andrew Lockie: Homöopathie-Handbuch für die ganze Familie. Körperliche und seelische Störungen erkennen, behandeln, dauerhaft heilen. 1996.

Beth MacEoin: Homöopathie-Brevier. Ein praktischer Führer zur Behandlung von akuten Erkrankungen und Verletzungen. 1994.

Maesimund B. Panos/Jane Heimlich: Homöopathische Hausapotheke. 1984.

Dana Ullman: Homöopathie für Kinder. Das Hausbuch für Eltern. 1995.

George Vithoulkas: Eine neue Definition und Verständnis von Gesundheit. Hrsg. u. bearb. v. Bernd Ulrich. (Toncassette, 1996).

Literatur zum Thema Impfung:

G. Buchwald: Impfen. Das Geschäft mit der Angst. 1994.

Harris L. Coulter/Barbara Fisher: Dreifachimpfung – ein Schuß ins Dunkle. 1991.

Harris L. Coulter: Impfungen: Der Großangriff auf Gehirn und Seele. 1993.

Adressen

Deutsche Gesellschaft zur Förderung naturgesetzlichen Heilens e. V.
Felix-Fechenbach-Straße 39
32756 Detmold

Deutscher Zentralverein homöopathischer Ärzte DZVhÄ
Dr. Heinrich Kuhn
Alte Steige 3
72213 Altensteig

Verein zur Förderung der Homöopathie Bad Boll e. V.
Amselweg 9
A-2589 Westerheim

Register